100+ Recetas de Chaffles Cetogénicos

Tabla de Contenido

3

Descargo de Responsabilidad

Introducción

Comer sano es fundamental para nuestra existencia. Una comida abundante le dará energía en los días más duros. Mucha gente se salta comidas como el desayuno porque está demasiado ocupada o porque quiere perder peso. Sin embargo, este no es el camino a seguir. Este libro le dará una alternativa mucho más saludable y una solución sostenible.

Así que hablemos de los waffles. ¿Le gustan los waffles? ¿Son su comida favorita para el desayuno? Pues no es el único. Sin embargo, los waffles tradicionales suelen eliminarse de la dieta cuando se quiere perder peso. Tienen un alto contenido en carbohidratos y no son una buena opción si ha ganado esos kilos de más. Sin embargo, tenemos una solución, y se llaman waffles ceto. Estos son una alternativa mucho mejor en comparación con la forma en que usualmente prepara sus waffles. A medida que vaya leyendo, aprenderá qué significa hacer una dieta ceto y qué son los chaffle cetos.

Acerca de Chaffle cetos

En primer lugar, vamos a entender lo que significa el término ceto. Ceto es la abreviatura de cetogénico, y es una dieta en la que se comen más grasas. Esto puede parecer contradictorio con su propósito si está tratando de perder peso, pero realmente funciona. Las grasas no son tan malas como las pintan. En lugar de suprimir todos los alimentos grasos que normalmente le gustan para comer, hay que reducir drásticamente los hidratos de carbono. La dieta moderna está cargada de carbohidratos, y ésta es una de las principales razones del aumento de los problemas de peso. La incidencia de la obesidad y de enfermedades como la diabetes de tipo 2 es mucho más frecuente en nuestra generación que en la de nuestros antepasados. Esto se debe a que ellos llevaban una dieta más saludable con alimentos naturales y sanos. La dieta moderna está llena de alimentos procesados que tienen conservantes y muchos ingredientes ocultos que son perjudiciales para la salud. El azúcar refinado es una de las peores cosas que comemos, ya que no tiene ningún valor nutricional y puede causar un daño inmenso a la salud. Últimamente, la gente es mucho más consciente de sus elecciones alimentarias. Es bastante evidente que las elecciones alimentarias actuales que hace la mayoría de la gente no son nada beneficiosas para su salud. Por ello, todo el mundo busca una alternativa saludable que le ayude a perder peso. Por desgracia, la gente se deja llevar por las falsas promesas de muchas dietas de moda. Estas dietas les piden que se salten las comidas, que sólo coman líquidos, que renuncien a todos los alimentos grasos, etc. Ninguna de estas opciones es saludable y sostenible. Perjudican al cuerpo de muchas maneras. Puede que pierdan un poco de peso, pero luego lo volverán a ganar. Sin embargo, tenemos una solución para usted.

La dieta cetogénica es eficaz y saludable para todos. Este libro le ayudará a empezar con recetas de waffles de desayuno aptos para cetogénicos que llamamos chaffles. Los waffles se hacen con huevos y queso. Se trata de grasas saludables que son aptas para la dieta cetogénica.

No utilizará los ingredientes normales cargados de carbohidratos que se suelen utilizar para hacer waffles. Esto le permitirá disfrutarlos sin preocuparse por ganar peso. Es increíble cómo puede disfrutar de muchas de sus comidas favoritas cuando se vuelve cetogénico, pero sigue obteniendo los beneficios de comer sano. Cuando pruebe las recetas de waffles ceto de este libro, probablemente tentará a mucha gente a su alrededor para que se cambien a esta tendencia saludable.

Los chaffles no son sólo para el desayuno; también puede disfrutarlos en otras comidas. Así que ahora puede disfrutar de unos tostados chaffles cuando quiera y no preocuparse por perderse su comida favorita. Las alternativas ceto para cualquier receta pueden ser realmente buenas para su salud.

Así que, sin más preámbulos, empecemos.

Algunos consejos para hacer unos chaffles perfectos.

- Lea atentamente las instrucciones del fabricante en el manual de instrucciones. Cada fabricante es diferente, por lo que las instrucciones pueden variar.
- Si se añada una cucharada de harina de almendras (por cada huevo) a la receta básica, se conseguirán unos chaffles mejores y más crujientes.
- Caliente la gofrera antes de verter la masa en ella. Si no está precalentada, los ingredientes pueden quedarse pegados. Es preferible calentar también la gofrera cada 2 waffles.
- Ponga un poco de aceite en la gofrera una vez que ésta se haya calentado. También puede rociar con spray de cocina. Esto es común para todas las recetas a menos que se especifique lo contrario y no se mencionará en todas las recetas.
- Bata bien los huevos y el queso. Los huevos deben estar a temperatura ambiente. Los demás ingredientes también deben estar a temperatura ambiente, a menos que se especifique lo contrario.
- No vierta más de 2 ó 4 cucharadas de la masa en una gofrera. Se derramará y hará un desastre. Puede colocarla sobre un tapete de silicona o silpat para que los derrames se recojan en él.
- Extienda la masa de manera uniforme en la gofrera.

- Esparza un poco de queso, preferiblemente mozzarella (aparte del mencionado en la receta) en la gofrera inicialmente. El queso debe cubrir el fondo de la gofrera. A continuación, vierta la mezcla de huevos. Espolvoree un poco más de queso sobre la mezcla de huevos.

- Recuerde ponga el temporizador si su gofrera no tiene un temporizador automático.

- Coloque los garbanzos cocidos en una freidora de aire para mantenerlos calientes si es necesario.

- Para hacer waffles crujientes, utilice sólo las claras de los huevos. Cuando saque los waffles de la gofrera, apártelos unos minutos. Quedarán crujientes. También se vuelven crujientes si se cocinan durante más tiempo.

- Para que los waffles queden más crujientes, colóquelos en la tostadora o en el horno. También puede añada un poco de mantequilla en una sartén y calentar los waffles hasta que queden muy crujientes.

- Tenga paciencia al hacer los chaffles. Si no se hacen en el tiempo establecido, cocine un poco más hasta que estén crujientes.

- Una plancha de waffles poco profunda dará waffles más crujientes.

- Si lo desea, puede verter los huevos en un frasco exprimible para verterlos en la gofrera.

- No abra la gofrera cada pocos minutos para comprobarla. Esto retrasará la cocción del gofre. De hecho, no la abra hasta el tiempo establecido.

- Si no le gusta el sabor a queso, utilice queso mozzarella. También puede utilizar queso de cabra o queso halloumi.

- Puedes usar queso crema en lugar de queso mozzarella para los chaffles dulces.

- Se pueden hacer de más y guardarlos en un recipiente hermético en la nevera. Puede durar de 5 a 6 días. Puede recalentarlos en una tostadora o en el horno o en una sartén con un poco de mantequilla.

- Puede probar a hacer variaciones con los ingredientes que prefiera.

Algunos consejos para limpiar la gofrera

- Para las placas no extraíbles: Primero desenchufe la gofrera. Deje que se enfríe hasta que esté ligeramente caliente o que se enfríe por completo, pero se limpia mejor cuando la gofrera está caliente.
- Retire los trozos de alimentos, si los hay.
- Primero limpie con una toalla de papel para eliminar el aceite sobrante. Doble la toalla de papel porque absorberá más aceite.
- Humedezca un trozo de paño de algodón o una toalla de papel y limpie la gofrera mientras ésta aún está ligeramente caliente. Así será más fácil de limpiar. Limpie tanto el interior como el exterior. Si la gofrera está completamente fría, sumerja un paño de cocina en agua caliente y apriete un poco para escurrir el exceso de agua y limpiar la gofrera. Deje que la humedad permanezca en ella durante 4 - 5 minutos.
- Limpie las ranuras de la gofrera con una espátula. Utilice un cepillo de dientes con cerdas suaves para las partículas persistentes y pegadas. Si aun así no se desprende, aplique un poco de aceite a las partículas de comida. Después de unos 15 minutos, limpie con un paño humedecido en una solución jabonosa tibia. Aclare el paño y vuelva a limpiar.
- Limpie también el exterior de la gofrera.
- No sumerja la gofrera en agua.

- Para las placas extraíbles: Sumerja las placas en un recipiente con agua. Déjelas en remojo durante unos minutos. Limpie con una esponja o un cepillo de dientes con cerdas suaves. Limpie el exterior de la gofrera.

- Limpie con un paño seco. Deje que se sequen un rato en la encimera. Vuelva a coloque las placas en la gofrera.

Capítulo 1: Recetas cetogénicas

Chaffle ceto básico #1

Porciones: 4 chaffles

Ingredientes:

- 1 taza de queso mozzarella finamente rallado
- 2 huevos grandes

Para servir:

- Mantequilla derretida
- Jarabe sin azúcar

Instrucciones:

1. Precaliente la mini máquina de waffles.
2. Bata los huevos con un tenedor. Incorpore la mozzarella.
3. Vierta ¼ de la masa en la gofrera. Ponga el temporizador en 2 ó 3 minutos. Cierre la gofrera.
4. Saque el chaffle y apártelo en un plato. Déjelo reposar durante un par de minutos.
5. Repita los pasos 3 - 4 y haga los restantes chaffles.
6. Pincele con un poco de mantequilla derretida. Rocíe un poco de jarabe sin azúcar por encima y sirva.

Chaffle ceto básico #2

Porciones: 4 chaffles

Ingredientes:

- 1 taza de queso cheddar finamente rallado
- 2 huevos grandes
- 4 cucharadas de harina de almendra

Para servir:

- Mantequilla derretida
- Jarabe sin azúcar

Instrucciones:

1. Precaliente la mini máquina de waffles.
2. Bata los huevos con un tenedor. Incorpora el queso cheddar y la harina de almendras.
3. Vierta ¼ de la masa en la gofrera. Ponga el temporizador a 3-4 minutos. Cierre la gofrera.
4. Saque el chaffle y apártelo en un plato. Déjelo reposar durante un par de minutos.
5. Repita los pasos 3 - 4 y haga los restantes chaffles.
6. Pincele con un poco de mantequilla derretida. Rocíe un poco de jarabe sin azúcar por encima y sirva.

Chaffle ceto básico #3

Porciones: 4 chaffles

Ingredientes:

- 1 taza de queso mozzarella finamente rallado
- 2 huevos
- 4 cucharadas de harina de almendra
- ½ cucharadita de levadura en polvo
- 1 cucharadita de polvo de cáscara de psyllium

Para servir:

- Mantequilla derretida
- Jarabe sin azúcar

Instrucciones:

1. Precaliente la mini máquina de waffles.
2. Bata los huevos con un tenedor.
3. Añada la harina de almendras, la levadura en polvo y la cáscara de psyllium en polvo en un bol y remueva hasta que estén bien combinados. Añada al bol de los huevos. Bata bien.
4. Incorpore el queso mozzarella.
5. Vierta ¼ de la masa en la gofrera. Ponga el temporizador a unos 6 - 8 minutos. Cierre la gofrera.
6. Compruebe después de unos 5 minutos. Cocine hasta que esté crujiente.

7. Saque el chaffle y apártelo en un plato. Déjelo reposar durante un par de minutos.
8. Repita los pasos 5 - 6 y haga los restantes chaffles.
9. Pincele con un poco de mantequilla derretida. Rocíe un poco de jarabe sin azúcar por encima y sirva.

Chaffle ceto vegano

Porciones: 4 chaffles

Ingredientes:

- 2 cucharadas de harina de linaza
- ½ taza de queso vegano bajo en carbohidratos rallado
- 2 cucharadas de queso crema vegano bajo en carbohidratos, ablandado
- 5 cucharadas de agua
- 4 cucharadas de harina de coco
- Una pizca de sal

Instrucciones:

1. Enchufe la gofrera y deje que se precaliente.
2. Añada la harina de linaza y el agua en un bol y bata bien. Deje reposar de 10 a 15 minutos. Esto es el huevo de lino.
3. Añada el queso vegano, el queso crema vegano, la harina de coco y el agua en el bol de los huevos de lino y bata bien.
4. Vierta ¼ de la masa en la gofrera. Ponga el cronómetro en unos 5 minutos. Cierre la gofrera.
5. Compruebe después de unos 4 - 5 minutos. Cocine hasta que esté crujiente si lo desea.
6. Saque el chaffle y apártelo en un plato. Déjelo reposar durante un par de minutos.
7. Repita los pasos 4 - 6 y haga los restantes chaffles.

Chaffle de canela

Porciones: 4 Chaffles

Ingredientes:

- 2 tazas de queso mozzarella finamente rallado
- 2 huevos
- 2 cucharadas de harina de almendra
- 2 cucharaditas de extracto de vainilla
- 2 cucharaditas de polvo de hornear
- ½ cucharadita de canela molida

Para servir:

- Mantequilla derretida
- Jarabe sin azúcar

Instrucciones:

1. Precaliente la mini máquina de waffles.
2. Bata los huevos con un tenedor. Añada la vainilla y bata bien.
3. Añada la harina de almendras, la levadura en polvo y la canela en un bol y remueva hasta que estén bien combinados. Añada al bol de los huevos. Remueva hasta que estén bien combinados.
4. Incorpore el queso mozzarella.
5. Vierta ¼ de la masa en la gofrera. Ponga el temporizador a unos 5 - 6 minutos. Cierre la gofrera.
6. Compruebe después de unos 5 minutos. Cocine hasta que esté crujiente.

7. Saque el chaffle cuando esté cocido y apártelo en un plato. Deje reposar un par de minutos.

8. Repita los pasos 5 - 6 y haga los restantes chaffles.

9. Pincele con un poco de mantequilla derretida. Rocíe un poco de jarabe sin azúcar por encima y sirva.

Chaffle de queso crema

Porciones: 3 chaffles

Ingredientes:

- 1 huevo
- 1 cucharada de harina de almendra
- ½ cucharadita de levadura en polvo
- ½ taza de queso mozzarella rallado
- 1 cucharada de queso crema, ablandado
- 1 ½ cucharadas de agua (opcional)

Instrucciones:

1. Añada el huevo en un bol y bata con un tenedor.
2. Añada la harina de almendras, la levadura en polvo, el queso mozzarella, el queso crema y el agua y bata bien.
3. Vierta ½ de la masa en la gofrera. Ponga el temporizador a 3-4 minutos. Cierre la gofrera.
4. Saque el chaffle y apártelo en un plato. Déjelo reposar durante un par de minutos.
5. Repita los pasos 3 - 4 y haga los restantes chaffles.
6. Pincele un poco de mantequilla derretida por encima y sirva.

Chaffle (churro) de canela y azúcar

Porciones: 4 - 5 Chaffles

Ingredientes:

- 1 ½ tazas de queso mozzarella finamente rallado
- 1 cucharada de mantequilla derretida
- 4 cucharadas de eritritol
- 2 huevos grandes
- 4 cucharadas de harina de almendra blanqueada
- 1 cucharadita de extracto de vainilla
- ½ cucharadita de levadura en polvo (opcional)
- 1 cucharadita de polvo de cáscara de psyllium (opcional)
- 1 cucharadita de canela molida

Para servir:

- Mantequilla derretida
- Canela molida
- Eritritol

Instrucciones:

1. Precaliente la mini máquina de waffles.
2. Bata los huevos con un tenedor. Añada la vainilla y bata bien.
3. Añada la harina de almendras, la cáscara de psyllium, la levadura en polvo, el eritritol y la canela en un bol y remueva hasta que estén bien combinados. Añada al bol de los huevos. Bata bien.
4. Incorpore el queso mozzarella.

5. Vierta aproximadamente ¼ de la masa en la gofrera. Ponga el cronómetro en unos 10 minutos. Cierre la gofrera.

6. Compruebe después de unos 5 minutos. Cocine hasta que esté crujiente.

7. Saque el chaffle y apártelo en un plato. Déjelo reposar durante un par de minutos.

8. Repita los pasos 5 - 6 y haga los restantes chaffles.

9. Pincele con un poco de mantequilla derretida. Mezcle en un bol el eritritol y la canela. Espolvoree por encima de los waffles y sirva.

Chaffle de calabaza

Porciones: 4 – 5

Ingredientes:

- 1 taza de queso mozzarella finamente rallado
- 1 onza de queso crema
- ½ cucharada de especia de pastel de calabaza
- 5 cucharadas de eritritol
- 2 huevos grandes
- 4 cucharadas de puré de calabaza
- 1 cucharadita de extracto de vainilla (opcional)
- ½ cucharadita de levadura en polvo (opcional)
- 6 cucharaditas de harina de coco

Instrucciones:

1. Precaliente la mini máquina de waffles.
2. Bata los huevos con un tenedor. Añada la vainilla, el puré de calabaza y el queso crema y bata bien.
3. Añada la harina de coco, la levadura en polvo, el eritritol y la especia de pastel de calabaza en un bol y remueva hasta que estén bien combinados. Añada al bol de la mezcla de huevos. Mezcle hasta que esté bien combinado.
4. Incorpore el queso mozzarella.

5. Vierta unas 4 ó 5 cucharadas de la masa en la gofrera. Ponga el temporizador a unos 6 - 8 minutos. Cierre la gofrera.

6. Compruebe después de unos 5 minutos. Cocine hasta que esté crujiente.

7. Saque el chaffle y apártelo en un plato. Déjelo reposar durante un par de minutos.

8. Repita los pasos 5 - 6 y haga los restantes chaffles.

9. Pincele con un poco de mantequilla derretida y sirva.

Chaffle de chocolate

Porciones: 2

Ingredientes:

- 1 huevo grande
- ¼ de cucharadita + 1/8 de cucharadita de levadura en polvo
- 2 cucharadas de harina de almendra blanqueada muy fina
- ½ taza de queso rallado
- 1 cucharada de cacao en polvo o cacao en polvo sin azúcar
- 1 cucharada de swerve o eritritol
- ¼ de cucharadita de extracto de vainilla
- 1 cucharada de chips de chocolate sin azúcar

Instrucciones:

1. Precaliente la mini máquina de waffles.
2. Bata el huevo con un tenedor. Añada la vainilla, la harina de almendras, la levadura en polvo, el eritritol y el cacao en un bol y remueva hasta que estén bien combinados.
3. Incorpore el queso mozzarella y las pepitas de chocolate.
4. Vierta la mitad de la masa en la gofrera. Ponga el temporizador a unos 6 - 8 minutos. Cierre la gofrera.
5. De la vuelta después de unos 5 minutos. Cocine hasta que esté crujiente.
6. Saque el chaffle y apártelo en un plato. Déjelo reposar durante un par de minutos.
7. Repita los pasos 4 - 6 y haga los restantes chaffles.

Chaffle de caramelo

Porciones: 4 chaffles

Ingredientes:

<u>Para los chaffles:</u>

- 2/3 de taza de queso mozzarella finamente rallado
- 2 huevos
- 4 cucharadas de harina de almendra
- 2 cucharadas de azúcar en polvo swerve
- 1 cucharadita de extracto de vainilla

<u>Para la salsa de caramelo:</u>

- 6 cucharadas de mantequilla sin sal
- 2/3 de taza de nata para montar
- 4 cucharadas de sucedáneo de café swerve
- 1 cucharadita de extracto de vainilla

Instrucciones:

1. Para hacer el caramelo: Ponga una sartén a fuego medio. Añada la mantequilla y el swerve y remueva de vez en cuando hasta que la mezcla empiece a caramelizarse.
2. Añada la nata y cocine hasta que espese. Apague el fuego y añada la vainilla.
3. Precaliente la mini máquina de waffles.
4. Bata los huevos con un tenedor.

5. Añada la harina de almendras y el swerve en un bol y remueva hasta que estén bien combinados. Añada al bol de los huevos. Bata bien.
6. Incorpore el queso mozzarella.
7. Vierta ¼ de la masa en la gofrera. Ponga el temporizador a unos 6 - 8 minutos. Cierre la gofrera.
8. Compruebe después de unos 5 minutos. Cocine hasta que esté crujiente si lo desea.
9. Saque el chaffle y apártelo en un plato. Déjelo reposar durante un par de minutos.
10. Repita los pasos 7 - 9 y haga los restantes chaffles.
11. Pincele con un poco de mantequilla derretida. Rocíe un poco de salsa de caramelo por encima y sirva

Chaffles de mantequilla de almendra

Porciones: 2

Ingredientes:

- 1 huevo grande
- ¼ de cucharadita + 1/8 de cucharadita de levadura en polvo
- 2 cucharadas de harina de almendra blanqueada muy fina
- ½ taza de queso rallado
- 2 cucharadas de mantequilla de almendras
- 1 cucharada de swerve o eritritol
- ¼ de cucharadita de extracto de vainilla

Instrucciones:

1. Añada la mantequilla de almendras en un bol apto para microondas. Caliéntela en el microondas durante 20 segundos o hasta que se ablande.
2. Precaliente la mini máquina de waffles.
3. Bata el huevo con un tenedor. Añada la mantequilla de almendras y bata bien. Añada la vainilla, la harina de almendras, la levadura en polvo y el eritritol en un bol y remueva hasta que estén bien combinados.
4. Incorpore el queso mozzarella.
5. Vierta la mitad de la masa en la gofrera. Ponga el temporizador a unos 6 - 8 minutos. Cierre la gofrera.
6. De la vuelta después de unos 5 minutos. Cocine hasta que esté crujiente.

7. Saque el chaffle y apártelo en un plato. Déjelo reposar durante un par de minutos.

8. Repita los pasos 5 - 7 y haga el resto.

Chaffle de arándano

Porciones: 2 - 3

Ingredientes:

- ½ taza de queso mozzarella finamente rallado
- 1 huevo
- 1 cucharada de harina de almendra
- 1 cucharadita de edulcorante swerve
- ½ cucharadita de levadura en polvo
- ½ cucharadita de canela molida
- 1 ½ cucharadas de arándanos
- ¼ de cucharadita de extracto de vainilla

Para servir:

- Mantequilla derretida
- Jarabe sin azúcar

Instrucciones:

1. Precaliente la mini máquina de waffles.
2. Bata el huevo con un tenedor. Añada la vainilla y bata bien.
3. Añada la harina de almendras, la levadura en polvo, el swerve y la canela en un bol y remueva hasta que estén bien combinados. Añada al bol de los huevos. Mezcle bien.
4. Incorpore el queso mozzarella y los arándanos.
5. Ponga 4 - 5 cucharadas de la masa en la gofrera. Ponga el temporizador a unos 6 - 7 minutos. Cierre la gofrera.

6. Compruebe después de unos 5 minutos. Cocine hasta que esté crujiente.
7. Saque el chaffle y apártelo en un plato. Déjelo reposar durante un par de minutos.
8. Repita los pasos 5 - 6 y haga los restantes chaffles.
9. Pincele con un poco de mantequilla derretida. Rocíe un poco de jarabe sin azúcar por encima y sirva.

Chaffle de rollos de canela ceto

Porciones: 6

Ingredientes:

Para el rollo de canela:

- 1 taza de queso mozzarella finamente rallado
- 2 huevos
- 2 cucharadas de harina de almendra
- 2 cucharaditas de edulcorante Swerve
- ½ cucharadita de levadura en polvo
- 2 cucharaditas de canela molida

Para el relleno de canela:

- 2 cucharaditas de crema pastelera
- 2 cucharaditas de canela
- 2 cucharadas de mantequilla

Para el glaseado de los rollos de canela:

- 2 cucharadas de mantequilla
- ½ cucharadita de extracto de vainilla
- 2 cucharadas de queso crema
- 4 cucharaditas de azúcar en polvo para repostería

Instrucciones:

1. Precaliente la mini máquina de waffles.
2. Bata los huevos con un tenedor.

3. Añada la harina de almendras, la levadura en polvo, el swerve y la canela en un bol y remueva. Añada al bol de los huevos. Mezcle hasta que estén bien incorporados.

4. Incorpore el queso mozzarella.

5. Para hacer el relleno de canela: Añada la mantequilla, el swerve y la canela en un bol apto para microondas. Cocine durante 15 segundos. Retire del microondas y remueva hasta que esté bien incorporado.

6. Ponga de 4 a 5 cucharadas de la masa en la gofrera. Rocíe una cucharada de la mezcla de canela sobre la masa. Remueva ligeramente. Ponga el temporizador en marcha durante unos 4 minutos. Cierre la gofrera.

7. Compruebe después de unos 5 minutos. Cocine hasta que esté crujiente.

8. Saque el chaffle y apártelo en un plato. Déjelo reposar durante un par de minutos.

9. Repita los pasos 6 - 8 y haga los restantes chaffles.

10. Mientras tanto, para hacer el glaseado: Añada la mantequilla y el queso crema en un bol apto para microondas. Cocine durante unos 10 - 12 segundos. Bata bien. Si no está suave, cocine durante unos segundos más y bata de nuevo.

11. Incorpore el extracto de vainilla y el swerve y bata bien. Unte el glaseado sobre los chaffles y sírvalos.

Chaffle de Oreo

Porciones: 4

Ingredientes:

- 2 huevos
- 4 cucharadas de edulcorante de fruta de Monk o cualquier otro edulcorante apto de su elección
- 2 cucharaditas de harina de coco
- 1 cucharadita de extracto de vainilla
- 3 cucharadas de cacao sin azúcar
- 2 cucharadas de crema de leche
- 1 cucharadita de levadura en polvo

Para el relleno:

- Nata montada

Instrucciones:

1. Precaliente la mini máquina de waffles.
2. Bata el huevo con un tenedor. Añada la vainilla y bata bien.
3. Añada la harina de coco, el edulcorante, el cacao, la levadura en polvo y la nata espesa en un bol y remueva hasta que estén bien combinados. Añada al bol de los huevos. Bata bien.

4. Vierta ¼ de la masa en la gofrera. Ponga el temporizador a unos 3 - 5 minutos. Cierre la gofrera.

5. Saque el chaffle y apártelo en un plato. Déjelo reposar durante un par de minutos.

6. Repita los pasos 4 - 5 y haga los restantes chaffles.

7. Cubra con nata montada y sirva.

Chaffle de calabaza y chocolate

Porciones: 6

Ingredientes:

- 1 taza de queso mozzarella finamente rallado
- 2 huevos grandes
- ½ cucharadita de especia de pastel de calabaza
- 2 cucharadas de harina de almendra
- 8 cucharaditas de puré de calabaza
- 4 cucharadas de swerve granulado o eritritol
- 8 cucharaditas de chispas de chocolate sin azúcar

Para servir:

- Nata montada (opcional)

Instrucciones:

1. Precaliente la mini máquina de waffles.
2. Bata los huevos con un tenedor. Añada el puré de calabaza y bata bien.
3. Añada la harina de almendras, la levadura en polvo, el eritritol y la especia de pastel de calabaza en un bol y remueva hasta que estén bien combinados. Añada al bol de la mezcla de huevos. Bata bien.
4. Incorpore el queso mozzarella. Añada las chispas de chocolate y remueva.

5. Vierta aproximadamente 1/6 de la masa en la gofrera. Ponga el temporizador en marcha durante unos 4 minutos. Cierre la gofrera.

6. Saque el chaffle y apártelo en un plato. Déjelo reposar durante un par de minutos.

7. Repita los pasos 5 - 6 y haga los restantes chaffles.

8. Cubra con crema batida si lo desea y sirva.

Chaffle de tarta de fresa

Porciones: 4

Ingredientes:

- 2 huevos
- 2 cucharaditas de harina de coco
- 1 cucharadita de extracto de masa de pastel
- 2 cucharadas de nata para montar
- 4 cucharadas de swerve o eritritol
- ½ cucharadita de levadura en polvo

Para servir:

- Nata montada
- Fresas pequeñas
- Arándanos
- Dulces Swerve

Instrucciones:

1. Precaliente la mini máquina de waffles.
2. Bata los huevos con un tenedor.
3. Añada la harina de coco, el extracto de masa para tartas, la nata para montar, el eritritol y la levadura en polvo y remueva hasta que estén bien combinados.

4. Vierta aproximadamente ¼ de la masa en la gofrera. Ponga el cronómetro en unos 3 - 5 minutos. Cierre la gofrera.

5. Saque el chaffle y apártelo en un plato. Déjelo reposar durante un par de minutos.

6. Repita los pasos 4 - 5 y haga los restantes chaffles.

7. Espolvoree un poco de swerve confitero. Esparza fresas y arándanos por encima y sirva con nata montada.

Chaffle de chispas de chocolate

Porciones: 4

Ingredientes:

- 1 taza de queso mozzarella finamente rallado
- 2 huevos
- 1 cucharada de swerve granulado o eritritol
- 2 cucharadas de harina de almendra
- ½ cucharadita de canela molida
- ¼ de taza de chispas de chocolate sin azúcar

Para servir:

- Nata montada
- Swerve o eritritol en polvo

Instrucciones:

1. Precaliente la mini máquina de waffles.
2. Bata los huevos con un tenedor. Añada el puré de calabaza y bata bien.
3. Añada la harina de almendras, la levadura en polvo, el eritritol y la canela en un bol y remueva hasta que estén bien combinados. Añada al bol de la mezcla de huevos. Bata bien.

4. Incorpore el queso mozzarella. Añada las chispas de chocolate y remueva.

5. Vierta aproximadamente 1/6 de la masa en la gofrera. Ponga el temporizador en marcha durante unos 4 minutos. Cierre la gofrera.

6. Saque el chaffle y apártelo en un plato. Déjelo reposar durante un par de minutos.

7. Repita los pasos 5 - 6 y haga los restantes chaffles.

8. Cubra con nata montada. Espolvoree el azúcar en polvo por encima y sirva.

Chaffle de tarta de queso y calabaza

Cantidad: 2 tartas de queso

Ingredientes:

Para el chaffle de calabaza:

- 1 taza de queso mozzarella finamente rallado
- 2 cucharadas de harina de almendra
- 4 cucharaditas de crema de leche
- ½ cucharada de especia de pastel de calabaza
- 1 cucharadita de extracto de vainilla
- 3 cucharadas de puré de calabaza
- 2 cucharadas de edulcorante dorado lakanto eritritol o swerve
- 2 huevos
- 2 cucharaditas de queso crema, ablandado
- 1 cucharadita de polvo de hornear
- 2 cucharaditas de jarabe de arce sin azúcar o ½ cucharadita de extracto de arce

Para rellenar:

- 4 cucharadas de queso crema
- ½ cucharadita de extracto de vainilla
- 2 cucharadas de edulcorante en polvo Lakanto o swerve en polvo o eritritol en polvo

Instrucciones:

1. Precaliente la mini máquina de waffles.

2. Bata los huevos con un tenedor. Añada la vainilla, el puré de calabaza, la nata espesa, el sirope de arce y el queso crema y bata bien.

3. Añada la harina de almendras, la levadura en polvo, el eritritol y la especia de pastel de calabaza en un bol y remueva hasta que estén bien combinados. Añada al bol de la mezcla de huevos. Bata bien.

4. Incorpore el queso mozzarella.

5. Vierta unas 4 ó 5 cucharadas de la masa en la gofrera. Ponga el cronómetro en unos 3 - 5 minutos. Cierre la gofrera.

6. Compruebe después de unos 5 minutos. Cocine más tiempo si es necesario.

7. Saque el chaffle y apártelo en un plato. Déjelo reposar durante un par de minutos.

8. Repita los pasos 5 - 7 y haga los restantes chaffles.

9. Para hacer el relleno: Añada el queso crema, la vainilla y el edulcorante en polvo en un bol y bata bien.

10. Reparta el relleno en 2 de los chaffles. Cubra con los 2 chaffles restantes y sirva.

Chaffle de chocolate doble

Porciones: 4

Ingredientes:

- 2 huevos grandes
- 2 cucharadas de sirope de chocolate sin azúcar
- 2 cucharadas de edulcorante de su elección
- 1 cucharadita de extracto de vainilla
- ½ cucharadita de levadura en polvo
- 1 cucharada de cacao
- 2 onzas de queso crema, ablandado

Para servir:

- Mantequilla derretida

Instrucciones:

1. Bata los huevos con un tenedor. Añada la vainilla, el sirope de chocolate y el queso crema y bata bien.
2. Añada la levadura en polvo, el eritritol y el cacao en un bol y remueva hasta que estén bien combinados. Añada al bol de la mezcla de huevos. Bata bien.
3. Incorpore el queso mozzarella.
4. Vierta unas 4 ó 5 cucharadas de la masa en la gofrera. Ponga el temporizador a unos 6 - 8 minutos. Cierre la gofrera.
5. Compruebe después de unos 5 minutos. Cocine hasta que esté crujiente.

6. Saque el chaffle y apártelo en un plato. Déjelo reposar durante un par de minutos.

7. Repita los pasos 5 - 6 y haga los restantes chaffles.

8. Pincele con un poco de mantequilla derretida y sirva.

Chaffle de arce con tocino ceto

Porciones: 4

Ingredientes:

- 4 huevos
- 4 cucharadas de crema de leche
- 2 cucharadas de sirope de arce y nueces sin azúcar
- ½ taza de harina de almendra
- ¼ de taza de tocino picado
- 1 ½ cucharaditas de polvo de hornear
- 2 - 3 cucharadas de mantequilla picada en cubos pequeños + mantequilla derretida adicional para servir

Instrucciones:

1. Precaliente una gofrera normal.
2. Bata los huevos con un tenedor. Añada el sirope de arce y la crema de leche y bata bien.
3. Añada la levadura en polvo y la harina de almendras en un bol y remueva hasta que estén bien combinadas. Añada en el bol de la mezcla de huevos. Bata bien.
4. Coloque unos cubos de mantequilla en la gofrera. La mantequilla se derretirá. Unte la mantequilla en el interior de las placas de waffles.

5. Vierta aproximadamente ¼ de la masa en la gofrera. Ponga el temporizador en unos 6 minutos. Cierre la gofrera.

6. Abra la tapa después de unos 2 minutos. Coloque más cubos de mantequilla sobre el gofre. Cierre la gofrera y continúe la cocción hasta conseguir el crujiente deseado.

7. Saque el chaffle y apártelo en un plato. Déjelo reposar durante un par de minutos.

8. Repita los pasos 5 - 7 y haga los restantes chaffles.

9. Pincele con un poco de mantequilla derretida y sirva.

Chaffle de vainilla

Porciones: 2

Ingredientes:

- 1 cucharada de mantequilla derretida
- 1 huevo grande
- 1 onza de queso crema, ablandado
- 2 cucharadas de endulzante lakanto
- 1 cucharada de harina de coco
- 2 cucharadas de harina de almendra
- ¼ de cucharadita de extracto de vainilla para magdalenas
- ½ cucharadita de extracto de vainilla
- Una pizca de sal rosa del Himalaya
- ½ cucharadita de levadura en polvo

Instrucciones:

1. Precaliente la mini máquina de waffles.
2. Enfríe la mantequilla derretida a temperatura ambiente.
3. Bata los huevos con un tenedor. Añada la mantequilla derretida y el queso crema y bata bien. Añada la vainilla, el extracto de vainilla para magdalenas, la sal y el lakanto y bata bien.
4. Añada la harina de almendras, la levadura en polvo y la harina de coco en un bol y remueva hasta que estén bien combinados. Añada al bol de los huevos. Remueva hasta que estén bien combinados.

5. Vierta ½ de la masa en la gofrera. Ponga el temporizador en marcha durante unos 4 minutos. Cierre la gofrera.

6. Compruebe después de unos 4 minutos. Cocine más si es necesario.

7. Saque el chaffle y apártelo en un plato. Déjelo reposar durante un par de minutos.

8. Repita los pasos 5 - 7 y haga el resto.

Chaffles de canela

Porciones: 4 chaffles

Ingredientes:

- 1 taza de queso mozzarella finamente rallado
- 2 cucharadas de extracto de vainilla
- 2 cucharadas de harina de almendra
- 2 huevos
- 2 cucharaditas de polvo de hornear
- ½ cucharadita de canela molida

Para servir:

- Mantequilla derretida
- Jarabe sin azúcar
- Canela molida

Instrucciones:

1. Precaliente la mini máquina de waffles.
2. Bata los huevos con un tenedor. Añada la vainilla y bata bien.
3. Añada la harina de almendras, la levadura en polvo y la canela en un bol y remueva hasta que estén bien combinados. Añada al bol de los huevos. Remueva hasta que estén bien combinados.
4. Incorpore el queso mozzarella.
5. Vierta ¼ de la masa en la gofrera. Ponga el cronómetro en unos 10 minutos. Cierre la gofrera.

6. Compruebe después de unos 5 minutos. Cocine hasta que esté crujiente.

7. Saque el chaffle cuando esté cocido y apártelo en un plato. Deje reposar un par de minutos.

8. Repita los pasos 5 - 6 y haga los restantes chaffles.

9. Pincele con un poco de mantequilla derretida. Rocíe un poco de jarabe sin azúcar por encima. Adorne con canela molida y sirva.

Chaffle S'mores ceto

Porciones: 4

Ingredientes:

- 1 taza de queso mozzarella finamente rallado
- 2 huevos grandes
- 4 cucharadas de edulcorante swerve, marrón
- ½ cucharadita de levadura en polvo
- 1 cucharadita de polvo de cáscara de psyllium
- 1/8 de cucharadita de sal rosa del Himalaya
- 4 cucharadas de crema de malvavisco ceto
- 1 cucharadita de extracto de vainilla
- ½ barra de chocolate negro original de Lily, rallada

Para la pelusa de malvavisco:

- 2 cucharadas de nata para montar muy fría
- ¼ de cucharadita de extracto puro de vainilla
- ¼ de cucharadita de goma xantana
- 2 cucharadas de azúcar en polvo swerve
- 1/8 de cucharadita de sal rosa del Himalaya

Instrucciones:

1. Para hacer la crema de malvavisco: Añada el edulcorante en un bol. Añada la nata sobre el edulcorante. Añada la vainilla y la sal rosa del Himalaya. Bata con una batidora eléctrica de mano hasta que se esponje. Añada un poco de goma xantana y mezcle

suavemente con una espátula. Siga añadiendo un poco de goma xantana y mezcle suavemente cada vez. Enfríe hasta su uso.

2. Precaliente la mini máquina de waffles.

3. Bata los huevos con un tenedor. Añada la vainilla y bata bien.

4. Añada el edulcorante Swerve, la sal rosa del Himalaya, la levadura en polvo y la cáscara de psyllium en polvo en un bol y remueva hasta que estén bien combinados. Añada al bol de los huevos. Bata bien.

5. Incorpore el queso mozzarella. Deje reposar la masa durante 5 minutos.

6. Vierta ¼ de la masa en la gofrera. Ponga el temporizador a unos 3 - 4 minutos. Cierre la gofrera.

7. Compruebe después de unos 4 minutos. Cocinar un poco más de tiempo si es necesario.

8. Saque el chaffle y apártelo en un plato. Déjelo reposar durante un par de minutos.

9. Repita los pasos 6 - 8 y haga los restantes chaffles.

10. Cubra con crema de malvavisco y sirva.

Chaffle de plátano y nueces

Porciones: 4

Ingredientes:

- 2 huevos
- 2 cucharadas de mezcla para pudín de tarta de queso sin azúcar (opcional)
- 2 cucharadas de queso crema, ablandado, a temperatura ambiente
- 2 cucharadas de endulzante de fruta Monk
- ½ cucharadita de extracto de plátano
- ½ cucharadita de extracto de vainilla
- 1 taza de queso mozzarella rallado

Para servir: Opcional:

- Nueces picadas
- Salsa de caramelo sin azúcar

Instrucciones:

1. Precaliente la mini máquina de waffles.
2. Bata los huevos con un tenedor. Añada la vainilla, el queso crema, el queso mozzarella, el extracto de plátano y el edulcorante de fruta y bata bien.

3. Vierta ¼ de la masa en la gofrera. Ponga el temporizador en marcha durante unos 4 minutos. Cierre la gofrera.

4. Compruebe después de unos 4 minutos. Cocine más si es necesario.

5. Saque el chaffle y apártelo en un plato. Déjelo reposar durante un par de minutos.

6. Repita los pasos 3 - 5 y haga el resto.

7. Rocíe la salsa de caramelo por encima. Espolvoree las nueces y sirva.

Chaffle ceto de mantequilla de maní

Porciones: 4 (2 raciones)

Ingredientes:

<u>Para el chaffle:</u>

- 2 cucharadas de crema de leche
- 2 cucharadas de edulcorante dorado lakanto eritritol o swerve
- 1 cucharadita de extracto de vainilla
- 2 huevos
- 2 cucharaditas de harina de coco
- 2 cucharadas de cacao sin azúcar
- 1 cucharadita de polvo de hornear
- 1 cucharadita de extracto de sabor a masa de pastel

<u>Para el relleno:</u>

- 6 cucharadas de mantequilla de maní natural
- 4 cucharadas de crema de leche
- 4 cucharaditas de edulcorante en polvo lakanto

Instrucciones:

1. Precaliente la mini máquina de waffles.
2. Bata los huevos con un tenedor. Añada la vainilla, la nata líquida, el edulcorante, la harina de coco, el cacao, la levadura en polvo y

el extracto de sabor de masa de pastel y bata bien. Deje reposar la masa de 3 a 4 minutos.

3. Vierta ¼ de la masa en la gofrera. Ponga el temporizador en marcha durante unos 4 minutos. Cierre la gofrera.

4. Compruebe después de unos 4 minutos. Cocine más si es necesario.

5. Saque el chaffle y apártelo en un plato. Déjelo reposar durante un par de minutos.

6. Repita los pasos 3 - 5 y haga los restantes chaffles.

7. Para hacer el relleno de mantequilla de maní: Añada la mantequilla de maní la nata y el edulcorante en un bol y bata bien.

8. Extienda el relleno sobre 2 de los chaffles. Cubra con los 2 chaffles restantes y sirva.

Chaffle de pastel de manzana

Porciones: 2

Ingredientes:

- 2 1/3 tazas de queso mozzarella finamente rallado
- 2 cucharadas de chips de chocolate sin azúcar
- 2 huevos grandes
- 1 cucharadita de especias para tartas de manzana

Para servir:

- Mantequilla

Instrucciones:

1. Precaliente la gofrera normal.
2. Bata los huevos con un tenedor.
3. Espolvoree la mitad del queso en la gofrera.
4. Vierta la mitad de los huevos por encima. Espolvoree por encima la mitad de la especia para tarta de manzana y la mitad de las pepitas de chocolate.
5. Ponga el temporizador durante unos 4 minutos. Cierre la gofrera.
6. Compruebe después de unos 4 minutos. Cocine más si es necesario.

7. Saque el chaffle y apártelo en un plato. Déjelo reposar durante un par de minutos.

8. Repita los pasos 4 - 7 y haga los restantes chaffles.

9. Cubra con mantequilla y sirva.

Chaffle imitiación de las rosquillas Krispy Kreme rellenas de gelatina de frambuesa

Porciones: 4 rosquillas de chaffle

Ingredientes:

Para los chaffles:

- ½ taza de queso mozzarella rallado
- 2 cucharadas de swerve o eritritol
- 2 huevos grandes
- 4 cucharadas de queso crema, ablandado
- 1 cucharadita de polvo de hornear
- 2 cucharadas de harina de almendra
- 40 gotas de aroma de dona glaseada

Para el relleno de jalea de frambuesa:

- ½ taza de frambuesas
- 2 cucharaditas de confitería Swerve
- 2 cucharaditas de semillas de chía

Para el glaseado de las rosquillas:

- ¼ de cucharadita de agua o de nata líquida
- 2 cucharaditas de confitería Swerve

Instrucciones:

1. Precaliente la mini máquina de waffles.

2. Bata los huevos con un tenedor. Añada el queso crema y bata bien.

3. Añada la harina de almendras, la levadura en polvo y el edulcorante en un bol y remueva hasta que estén bien combinados. Añada al bol de la mezcla de huevos. Mezcle hasta que esté bien combinado.

4. Incorpore el queso mozzarella y el saborizante para donas.

5. Vierta unas 4 ó 5 cucharadas de la masa en la gofrera. Ponga el temporizador en marcha durante 2 ó 3 minutos. Cierre la gofrera.

6. Compruebe después de unos 3 minutos. Cocine más si es necesario.

7. Saque el chaffle y apártelo en un plato. Déjelo reposar durante un par de minutos.

8. Repita los pasos 5 - 6 y haga los restantes chaffles.

9. Mientras tanto, prepare el relleno de gelatina de frambuesa de la siguiente manera: Añada las frambuesas, el edulcorante y las semillas de chía en un cazo y póngalo a fuego medio. Cocine a fuego lento hasta que las frambuesas estén cocidas. Tritúrelas simultáneamente mientras se cocinan.

10. Para hacer el glaseado de las rosquillas: Mezcle el edulcorante y el agua en un bol.

11. Coloque 2 chaffles en un plato de servir. Divida la mermelada de frambuesa y extiéndala sobre los waffles.

12. Cubra con los 2 chaffles restantes. Rocíe el glaseado por encima y sirva.

Galletas chaffle de jengibre con glaseado de arce

Porciones: 4 chaffles

Ingredientes:

Para los chaffles:

- 2 huevos
- 4 cucharaditas de mantequilla derretida
- 4 cucharaditas de harina de coco
- 2 cucharadas de harina de almendra
- ½ cucharadita de levadura en polvo
- 1 cucharadita de jengibre molido
- ¼ de cucharadita de clavo de olor molido
- 1 ½ cucharaditas de jengibre molido
- ¼ de cucharadita de nuez moscada molida
- 2 onzas de queso crema, ablandado
- 2 cucharadas de edulcorante marrón Swerve

Para el glaseado de arce:

- 4 cucharadas de swerve en polvo o cualquier otro edulcorante apto de su elección
- ¼ de cucharadita de extracto de arce
- 3 cucharaditas de crema de leche
- 1 cucharadita de agua o más si es necesario
- Canela molida, para adornar

Instrucciones:

1. Precaliente la mini máquina de waffles.
2. Enfriar la mantequilla derretida a temperatura ambiente.
3. Bata los huevos con un tenedor. Añada la mantequilla derretida y el queso crema batiendo bien.
4. Añada la harina de almendras, las especias, la levadura en polvo y la harina de coco en un bol y remueva hasta que estén bien combinados. Añada al bol de los huevos. Remueva hasta que estén bien combinados.
5. Vierta ¼ de la masa en la gofrera. Ponga el temporizador en marcha durante unos 4 minutos. Cierre la gofrera.
6. Compruebe después de unos 4 minutos. Cocine más si es necesario.
7. Saque el chaffle y apártelo en un plato. Déjelo reposar durante un par de minutos.
8. Repita los pasos 5 - 7 y haga los restantes chaffles.
9. Para hacer el glaseado: Añada el edulcorante, el extracto de arce y la nata espesa en un bol y bata bien. Añada agua si la mezcla es muy espesa.
10. Coloque el glaseado sobre los waffles. Adorne con canela y sirva.

Pudín de pan

Porciones: 2 – 3

Ingredientes:

<u>Para los chaffles:</u>

- 1 cucharada de mantequilla derretida
- 1 huevo grande
- 1 onza de queso crema, ablandado
- 2 cucharadas de edulcorante de fruta Monk
- 1 cucharada de harina de coco
- 2 cucharadas de harina de almendra
- ½ cucharadita de levadura en polvo
- ½ cucharadita de extracto de vainilla

<u>Otros ingredientes:</u>

- 2 cucharadas de mantequilla derretida
- 1 huevo
- 3 - 4 cucharadas de swerve o splenda
- 2 cucharaditas de extracto de vainilla
- ¼ de cucharadita de nuez moscada molida
- ½ cucharadita de canela molida
- 1 ¼ tazas de leche tibia de su elección

Instrucciones:

1. Precaliente la mini máquina de waffles.
2. Enfriar la mantequilla derretida a temperatura ambiente.
3. Bata los huevos con un tenedor. Añada la mantequilla derretida y el queso crema y bata bien. Añada la vainilla, el extracto de vainilla para magdalenas, la sal y el endulzante y bata bien.
4. Añada la harina de almendras, la levadura en polvo y la harina de coco en un bol y remueva hasta que estén bien combinados. Añada al bol de los huevos. Remueva hasta que estén bien combinados.
5. Vierta ½ de la masa en la gofrera. Ponga el temporizador en marcha durante unos 4 minutos. Cierre la gofrera.
6. Compruebe después de unos 4 minutos. Cocine más si es necesario.
7. Saque el chaffle y reserve en un plato.
8. Repita los pasos 5 – 7 y haga el resto de los chaffles. Deje que los waffles se enfríen por completo. Pique o rompa en trozos del tamaño de un bocado.
9. Coloque los trozos de chaffle en una fuente de horno.
10. Añada el huevo, la leche, la mantequilla, el edulcorante, la vainilla, la nuez moscada y la canela en un bol y bata bien. Rocíe sobre los waffles. Remueva para cubrirlos.
11. Hornee en un horno precalentado a 350 °F durante unos 30 minutos.
12. Saque del horno y deje enfriar unos minutos antes de servir.
13. Sirva con nata montada o nata espesa.

Chaffle de calabaza y nueces

Porciones: 4 chaffles

Ingredientes:

- 1 taza de queso mozzarella finamente rallado
- ½ cucharada de especia de pastel de calabaza
- 2 cucharaditas de eritritol
- 2 huevos
- 2 cucharadas de puré de calabaza
- ¼ de taza de nueces picadas, ligeramente tostadas
- 4 cucharadas de harina de almendra

Para servir:

- Nueces picadas y tostadas
- Jarabe de caramelo sin azúcar

Instrucciones:

1. Precaliente la mini máquina de waffles.
2. Bata los huevos con un tenedor. Añada el puré de calabaza y bata bien.
3. Añada la harina de almendras, el eritritol y la especia de pastel de calabaza y remueva hasta que estén bien combinados. Añada

al bol de la mezcla de huevos. Mezcle hasta que esté bien combinado.

4. Incorpore el queso mozzarella y las nueces.

5. Vierta ¼ de la masa en la gofrera. Ponga el cronómetro en unos 5 minutos. Cierre la gofrera.

6. Compruebe después de unos 5 minutos. Cocine durante más tiempo si es necesario.

7. Saque el chaffle y apártelo en un plato. Déjelo reposar durante un par de minutos.

8. Repita los pasos 5 - 6 y haga los restantes chaffles.

9. Unte con un poco de mantequilla derretida y sirva con salsa de caramelo sin azúcar y nueces.

Chaffles de vainilla con proteínas

Cantidades: 2 barquillos

Ingredientes:

- ¼ de taza de queso mozzarella finamente rallado
- 1 huevo grande
- ¼ de cucharada de proteína cetogénica en polvo
- ½ cucharada de edulcorante
- 1 cucharadita de extracto de vainilla

Instrucciones:

1. Precaliente la mini máquina de waffles.
2. Bata el huevo con un tenedor. Añada la vainilla y bata bien.
3. Añada la proteína en polvo y remueva hasta que esté bien combinada.
4. Incorpore el queso mozzarella.
5. Vierta la mitad de la masa en la gofrera. Ponga el temporizador en unos 5 minutos. Cierre la gofrera.
6. Compruebe después de unos 5 minutos. Cocine durante más tiempo si prefiere que esté crujiente.
7. Saque el chaffle cuando esté cocido y apártelo en un plato. Deje reposar un par de minutos.
8. Repita los pasos 5 - 6 y haga los restantes chaffles.

Chaffles de frambuesa y almendra

Rinde: 2

Ingredientes:

<u>Para los waffles:</u>

- ½ taza de queso mozzarella rallado
- 2 cucharadas de swerve o eritritol
- 2 huevos grandes
- 4 cucharadas de harina de almendra
- 2 cucharadas de azúcar en polvo swerve
- 1 cucharadita de extracto de almendra, dividida
- 4 cucharadas de crema de leche
- 2/3 de taza de frambuesas, divididas
- 2 onzas de queso crema, ablandado
- ½ cucharadita de levadura en polvo
- 1/8 cucharadita de sal
- 2 cucharaditas de jarabe de fibra Sukrin gold o cualquier otro edulcorante sin azúcar de su elección

Instrucciones:

1. Precaliente la mini máquina de waffles.
2. Añada los huevos, la harina de almendras, la levadura en polvo, el edulcorante, ¼ de taza de frambuesas, el queso crema y ½ cucharadita de extracto de almendras en una batidora y bata hasta que quede suave.

3. Vierta la mitad de la masa en la gofrera. Ponga el cronómetro en marcha durante unos 2 ó 3 minutos. Cierre la gofrera.

4. Compruebe después de unos 3 minutos. Cocine más si es necesario.

5. Saque el chaffle y apártelo en un plato. Déjelo reposar durante un par de minutos.

6. Repita los pasos 3 - 5 y haga los restantes chaffles.

7. Mientras tanto, añada la nata espesa, ½ cucharadita de extracto de almendra y el edulcorante en un bol. Bata con una batidora de mano hasta que se formen picos suaves.

8. Coloque los waffles en una fuente de servir. Divida la crema entre los waffles y reparta por encima. Esparza el resto de las frambuesas por encima y sirva.

Chaffles glaseados de canela

Porciones: 4

Ingredientes:

- 2 onzas de queso crema, ablandado
- 2 cucharaditas de extracto de vainilla
- 2 cucharadas de splenda
- 2 huevos
- 2 cucharadas de harina de almendra muy fina
- 2 cucharaditas de canela molida

Para el glaseado:

- 2 cucharadas de mantequilla sin sal
- 1 cucharadita de extracto de vainilla
- 2 onzas de queso crema
- 2 cucharadas de splenda

Para la llovizna de canela:

- 1 cucharada de mantequilla
- 2 cucharaditas de canela molida
- 2 cucharadas de splenda

Instrucciones:

1. Precaliente la mini máquina de waffles.
2. Bata los huevos con un tenedor. Añada la vainilla y el queso crema y bata bien.

3. Añada la harina de almendras, la splenda y la canela en un bol y remueva hasta que estén bien combinados. Añada al bol de los huevos. Remueva hasta que estén bien combinados.

4. Vierta ¼ de la masa en la gofrera. Ponga el temporizador a unos 5 - 6 minutos. Cierre la gofrera.

5. Compruebe después de unos 5 minutos. Cocine hasta que esté crujiente.

6. Saque el chaffle cuando esté cocido y apártelo en un plato. Deje reposar un par de minutos.

7. Repita los pasos 4 - 6 y haga los restantes chaffles.

8. Para hacer la llovizna de canela: Añada la canela, la mantequilla y la splenda en un bol apto para microondas. Caliéntelo en el microondas a alta potencia durante 10 segundos. Mezcle bien.

9. Para hacer el glaseado: Añada la mantequilla, la vainilla, el queso crema y el splenda en un bol y bata bien.

10. Coloque los waffles en una fuente de servir. Extienda el glaseado sobre los waffles. Vierta la mezcla de canela sobre el glaseado. Remueva ligeramente con un palillo de dientes.

11. Sirva.

Chaffle de palitos de tostadas francesas

Porciones: 8 palitos

Ingredientes:

- 3 huevos
- 2 cucharadas de harina de coco
- ½ cucharadita de canela molida
- 1 taza de queso mozzarella rallado
- 4 cucharadas de suero en polvo
- 4 cucharadas de mantequilla

Instrucciones:

1. Añada 2 huevos en un bol y bata bien.
2. Incorpore el queso mozzarella, el swerve, la harina de coco y ¼ de cucharadita de canela. Remueva hasta que esté bien incorporado.
3. Precaliente la gofrera normal.
4. Vierta la mitad de la masa en la gofrera. Ponga el temporizador a unos 6 - 8 minutos. Cierre la gofrera.
5. Compruebe después de unos 5 minutos. Cocine hasta que esté crujiente.
6. Saque el chaffle cuando esté cocido y apártelo en un plato. Deje reposar un par de minutos.
7. Repita los pasos 4 - 6 y haga el otro chaffle.
8. Coloque los waffles en su tabla de cortar. Corte cada uno en 4 tiras.

9. Bata el tercer huevo junto con ¼ de cucharadita de canela. Sumerja los palitos en la mezcla de huevo, de uno en uno, y sacuda para que caiga el exceso de huevo.

10. Colóquelas en una bandeja para hornear forrada con papel de aluminio. Unte también el papel de aluminio con mantequilla.

11. Hornee en un horno precalentado a 375°F durante unos 20 minutos. Unte los palitos con un poco de mantequilla después de unos 8 a 10 minutos de horneado. Voltee los lados después de untarlos con mantequilla. Hornee hasta que se doren.

Cazuela de tostadas francesas

Porciones: 6 raciones

Ingredientes:

<u>Para los chaffles:</u>

- 1 cucharada de mantequilla derretida
- 1 huevo grande
- 1 onza de queso crema, ablandado
- 2 cucharadas de endulzante lakanto
- 1 cucharada de harina de coco
- 2 cucharadas de harina de almendra
- ½ cucharadita de levadura en polvo
- ½ cucharadita de extracto de vainilla
- Una pizca de sal rosa del Himalaya

<u>Otros ingredientes:</u>

- 2 huevos batidos
- ¼ de taza de swerve o sukrin gold
- ¼ de taza de nata para montar
- ½ cucharadita de canela molida

<u>Para la cobertura:</u>

- ½ taza de nueces picadas
- 1 cucharada de sukrin gold
- 3 cucharadas de mantequilla derretida

Instrucciones:

1. Precaliente la mini máquina de waffles.
2. Enfriar la mantequilla derretida a temperatura ambiente.
3. Bata los huevos con un tenedor. Añada la mantequilla derretida y el queso crema y bata bien. Añada la vainilla, el extracto de vainilla para magdalenas, la sal y el lakanto y bata bien.
4. Añada la harina de almendras, la levadura en polvo y la harina de coco en un bol y remueva hasta que estén bien combinados. Añada al bol de los huevos. Remueva hasta que estén bien combinados.
5. Vierta ½ de la masa en la gofrera. Ponga el temporizador en marcha durante unos 4 minutos. Cierre la gofrera.
6. Compruebe después de unos 4 minutos. Cocine más si es necesario.
7. Saque el chaffle y reserve en un plato.
8. Repita los pasos 5 - 7 y haga el resto de los chaffles. Deje que los waffles se enfríen por completo. Pique o rompa en trozos del tamaño de un bocado.
9. Coloque los trozos de chaffle en una fuente de horno o cazuela.
10. Añada los huevos, el sukrin gold, la nata para montar y la canela en un bol y bata bien. Rocíe sobre los waffles. Remueva para cubrirlos. Enfríe durante la noche.
11. Saque de la nevera 30 minutos antes de hornear.
12. Para hacer la cobertura: Añada la mantequilla, el sukrin gold y las nueces en un bol y mezcle bien. Esparza por encima de la cazuela.

13. Hornee en un horno precalentado a 350 °F durante unos 30 minutos.

14. Saque del horno y deje enfriar unos minutos antes de servir.

Pudín de chaffle de arándanos

Porciones: 3

Ingredientes:

- ½ taza de queso mozzarella finamente rallado
- 1 huevo
- 1 cucharada de harina de almendra
- 1 cucharadita de edulcorante swerve
- ½ cucharadita de levadura en polvo
- ½ cucharadita de canela molida
- 1 ½ cucharadas de arándanos frescos

Otros ingredientes:

- 1 taza de leche de almendras
- ½ cucharadita de extracto de vainilla
- ½ cucharadita de canela molida
- 3 huevos grandes
- ½ cucharadita de edulcorante swerve
- ½ taza de arándanos congelados

Instrucciones:

1. Precaliente la mini máquina de waffles.
2. Bata el huevo con un tenedor. Añada la vainilla y bata bien.
3. Añada la harina de almendras, la levadura en polvo, el swerve y la canela en un bol y remueva hasta que estén bien combinados. Añada al bol de los huevos. Mezcle bien.

82

4. Incorpore el queso mozzarella y los arándanos.
5. Vierta 1/3 de la masa en la gofrera. Ponga el temporizador en 4 minutos. Cierre la gofrera.
6. Saque el chaffle y apártelo en un plato. Déjelo reposar durante un par de minutos.
7. Repita los pasos 5 - 6 y haga el resto de los chaffles. Cuando estén lo suficientemente fríos como para manipularlos, corte o pique los chaffles.
8. Coloque los trozos de chaffle en una fuente de horno.
9. Añada la leche de almendras, la vainilla, la canela, los huevos y el edulcorante en un bol y bata bien. Vierta sobre los trozos de chaffle. Remueva hasta que estén bien combinados.
10. Esparza los arándanos y remueva hasta que estén bien combinados.
11. Hornee en un horno precalentado a 350 °F durante unos 30 minutos.

Chaffles de brownie de chocolate

Porciones: 10 - 12 barquillos

Ingredientes:

- 1 taza de chispas de chocolate sin azúcar
- 6 huevos
- 2 cucharaditas de extracto de vainilla
- 1 taza de mantequilla
- ½ taza de Truvia o cualquier otro edulcorante apto de su elección

Instrucciones:

1. Añada la mantequilla y el chocolate en un bol apto para microondas. Caliente en el microondas a máxima potencia durante un minuto. Bata bien.
2. Añada los huevos, la vainilla y la truvia en un bol y bata bien.
3. Añada chocolate derretido en una fina llovizna, batiendo simultáneamente hasta que esté bien combinado.
4. Precaliente una mini máquina de waffles.
5. Vierta unas 3 cucharadas de la masa en la gofrera. Ponga el temporizador en 4 minutos. Cierre la gofrera.
6. Saque el chaffle y apártelo en un plato. Déjelo reposar durante un par de minutos.
7. Repita los pasos 5 - 6 y haga los demás chaffles

Chaffles de menta y chocolate

Porciones: 10 - 12 barquillos

Ingredientes:

- 1 taza de chispas de chocolate sin azúcar
- 6 huevos
- 2 cucharaditas de extracto de vainilla
- ¼ de cucharadita de extracto de menta
- 1 taza de mantequilla
- ½ taza de Truvia o cualquier otro edulcorante apto de su elección
- ¼ de taza de nueces picadas

Para el glaseado de crema de mantequilla de nuez de arce:

- ¼ de taza de nueces picadas
- 2 onzas de queso crema, ablandado
- 2 cucharadas de nata para montar
- 2 onzas de mantequilla
- ¼ de taza de suero en polvo
- 1 cucharadita de extracto de arce

Instrucciones:

1. Añada la mantequilla y el chocolate en un bol apto para microondas. Caliente en el microondas a máxima potencia durante un minuto. Bata bien.

2. Añada los huevos, la vainilla, el extracto de menta y la truvia en un bol y bata bien.

3. Añada chocolate derretido en una fina llovizna, batiendo simultáneamente hasta que esté bien combinado.

4. Añada las nueces.

5. Precaliente una mini máquina de waffles.

6. Vierta unas 3 cucharadas de la masa en la gofrera. Ponga el temporizador en 4 minutos. Cierre la gofrera.

7. Saque el chaffle y apártelo en un plato. Déjelo reposar un par de minutos. Repita los pasos 6 - 7 y haga los demás chaffles.

8. Para hacer el glaseado de crema de mantequilla de nuez de arce: Añada las pacanas, el queso crema, la nata, la mantequilla, el swerve y el extracto de arce en una batidora y bate hasta que esté suave.

9. Reparta por encima de los waffles y sirva.

Capítulo 2: Recetas de pollo ceto

Pollo a la parmesana fácil

Porciones: 4 chaffles

Ingredientes:

Para los chaffles:

- 1 taza de pollo enlatado o cocido y desmenuzado
- ¼ de taza de queso parmesano rallado
- ½ taza de queso cheddar rallado
- 2 huevos
- ¼ de cucharadita de ajo en polvo
- 2 cucharaditas de condimento italiano + extra para servir
- 2 cucharaditas de queso crema, a temperatura ambiente

Para la cobertura:

- 2 cucharadas de salsa de pizza ceto
- 4 rebanadas de queso provolone

Instrucciones:

1. Enchufe la gofrera y deja que se precaliente.
2. Agregue el pollo, el queso cheddar, el queso parmesano, los huevos, el ajo en polvo, el condimento italiano y el queso crema en un bol y bata bien.

3. Esparza un poco de queso (aparte de lo que se menciona en la receta), preferiblemente queso mozzarella en la gofrera inicialmente.
4. Cierre la tapa y deje que se cocine durante medio minuto.
5. A continuación, vierta ¼ de la mezcla de huevo. Espolvoree un poco más de queso sobre la mezcla de huevo si lo desea.
6. Ponga el temporizador a 4 - 6 minutos. Compruebe después de unos 4 o 5 minutos. Cocine durante unos minutos más si parece que no está cocido.
7. Saque a un plato y deje enfriar un par de minutos. Unte un poco de salsa para pizza por encima. Coloque una lonja de queso provolone encima. Espolvoree un poco de condimento italiano por encima y sirva.
8. Repita los pasos 3 - 7 y haga los restantes chaffles.

Chaffle de pollo a la barbacoa

Porciones: 4 chaffles

Ingredientes:

<u>Para los chaffles:</u>

- 2/3 de taza de pollo enlatado o cocido, cortado en dados
- 2 cucharadas de salsa barbacoa sin azúcar + extra para servir
- 2 cucharadas de harina de almendra
- ¼ de taza de queso cheddar rallado
- 2 huevos

Instrucciones:

1. Precaliente la mini máquina de waffles.
2. Bata los huevos con un tenedor. Añada la salsa BBQ y la harina de almendras y bata hasta que estén bien incorporados.
3. Añada el pollo y el queso cheddar y mezcle bien.
4. Vierta ¼ de la masa en la gofrera. Ponga el temporizador en marcha durante unos 4 minutos. Cierre la gofrera.
5. Compruebe después de unos 4 minutos. Cocine más si es necesario.
6. Saque el chaffle y apártelo en un plato. Déjelo reposar durante un par de minutos.
7. Repita los pasos 4 - 6 y haga el resto de la paja.
8. Sirva con un poco más de salsa BBQ sin azúcar.

Chaffle de pollo a la jamaicana

Porciones: 4 - 5

Ingredientes:

<u>Para el relleno:</u>

- 2 libras de pollo molido o restos de pollo, finamente picado
- 1 cebolla mediana picada
- 2 cucharaditas de tomillo seco
- 4 cucharaditas de perejil seco
- 4 cucharaditas de condimento Jerk caliente y picante
- 4 cucharadas de mantequilla
- 2 cucharaditas de ajo granulado
- ¼ de cucharadita de pimienta
- 1 ½ cucharaditas de sal o al gusto
- 1 caldo de pollo
- 1 cucharada de mantequilla

<u>Para el chaffle:</u>

- 2 cucharadas de mantequilla derretida
- 2 huevos
- 4 cucharadas de harina de almendra
- ½ cucharadita de levadura en polvo
- 1 taza de queso mozzarella finamente rallado
- 1/8 de cucharadita de goma xantana
- ¼ de cucharadita de ajo en polvo

- ½ cucharadita de cúrcuma en polvo
- ¼ de cucharadita de cebolla en polvo
- Una pizca grande de sal

Instrucciones:

1. Para hacer el relleno: Ponga una sartén a fuego medio. Añada la mantequilla. Cuando la mantequilla se derrita, añada la cebolla y saltéela hasta que esté transparente.
2. Incorpore el tomillo, el perejil y el condimento de jerk. Saltee durante unos segundos hasta que esté aromático.
3. Añada el pollo y el caldo. Mezcle bien. Cuando empiece a hervir, baje el fuego y cocine durante unos 10 - 15 minutos. Aumente el fuego a alto y cocine hasta que esté seco. Apague el fuego. Tape y mantenga caliente.
4. Para hacer los waffles: Precaliente la mini máquina de waffles.
5. Enfriar la mantequilla derretida a temperatura ambiente.
6. Bata los huevos con un tenedor. Añada la mantequilla derretida y bata bien. Añada la sal, la cúrcuma en polvo, la cebolla en polvo y el ajo en polvo y bata bien.
7. Añada la harina de almendras y la levadura en polvo en un bol y remueva hasta que estén bien combinados. Añada al bol de los huevos. Remueva hasta que estén bien combinados.
8. Añada el queso mozzarella y la goma xantana y remueva. Deje reposar la masa durante 5 minutos.
9. Vierta ¼ de la masa en la gofrera. Ponga el temporizador en marcha durante unos 4 minutos. Cierre la gofrera.

10. Compruebe después de unos 4 minutos. Cocine más si es necesario.

11. Voltee un molde para muffins. Saque el chaffle y colóquelo en el molde, en el hueco entre los vasos. Deje que se enfríe por completo. Tomará la forma de un bol.

12. Repita los pasos 9 - 11 y haga los restantes chaffles.

13. Coloque el relleno en los tacos y sirva.

Chaffle de pollo a la amish

Porciones: 4 chaffles

Ingredientes:

- 1 taza de queso cheddar rallado
- 2 huevos
- 2 cucharaditas de polvo de hornear
- 4 cucharadas de harina de almendra blanqueada

Para el pollo y la salsa:

- 1 taza de pechuga de pollo cocida y desmenuzada
- 4 cucharadas de harina de almendra blanqueada
- 6 cucharadas de crema de leche
- ¼ de cucharadita de pimienta o al gusto
- Sal al gusto
- 1 cucharadita de goma xantana
- 4 cucharadas de mantequilla sin sal, derretida
- 2 tazas de caldo de pollo
- ¼ de cucharadita de condimento para aves de corral molido
- 2 cebolletas, cortadas en rodajas

Instrucciones:

1. Para hacer el pollo y la salsa: Ponga una sartén a fuego medio. Añada la mantequilla. Cuando la mantequilla se derrita, añada la harina de almendras. Bata bien.

2. Cocine hasta que se dore ligeramente. Añada el caldo de pollo, removiendo constantemente. Incorpore la crema de leche, la goma xantana, el condimento para aves, la pimienta y la sal. Cocine a fuego lento hasta que espese. Remueva de vez en cuando. Apague el fuego. Tape y mantenga caliente.

3. Precaliente la mini máquina de waffles.

4. Bata los huevos con un tenedor. Incorpore el queso cheddar y la harina de almendras.

5. Vierta ¼ de la masa en la gofrera. Ponga el temporizador a 3-4 minutos. Cierre la gofrera.

6. Saque el chaffle cuando esté cocido y apártelo en un plato. Deje reposar un par de minutos.

7. Repita los pasos 5 - 6 y haga los restantes chaffles.

8. Sirva los waffles con el pollo y la salsa. Adorne con cebolletas y sirva.

Chaffle de pollo salado a la búfala

Porciones: 4 chaffles

Ingredientes:

- 10 onzas de pollo enlatado o cocido
- 10 cucharadas de queso cheddar rallado
- 2 huevos
- 4 cucharadas de salsa búfalo
- 4 onzas de queso crema, ablandado

Instrucciones:

1. Bata los huevos con un tenedor. Incorpore el queso cheddar, el pollo, el queso crema, el búfalo y la salsa.
2. Esparza un poco de queso mozzarella en el fondo de la gofrera.
3. Vierta ¼ de la masa en la gofrera. Ponga el temporizador a 3-5 minutos. Esparza un poco de queso mozzarella sobre la masa. Cierre la gofrera. Compruebe después de unos 4 minutos. Cocine más si desea un gofre crujiente.
4. Saque el chaffle cuando esté cocido y apártelo en un plato. Deje reposar un par de minutos.
5. Repita los pasos 3 - 4 y haga los restantes chaffles.

Sándwich de chaffle imitación de Chick-Fil-A

Porciones: 4 chaffles (2 sándwiches)

Ingredientes:

<u>Para el pollo:</u>

- 2 pechugas de pollo
- 4 cucharadas de queso parmesano en polvo
- 2 cucharaditas de semillas de lino molidas
- 4 cucharadas de mantequilla derretida
- ½ taza de jugo de pepinillos
- 4 cucharadas de cortezas de cerdo molidas
- Sal al gusto
- Pimienta al gusto

<u>Para el chaffle:</u>

- 2 tazas de queso mozzarella finamente rallado
- 2 huevos
- ½ cucharadita de extracto de mantequilla
- 6 - 10 gotas de glicerita de stevia

Instrucciones:

1. Para el pollo: Coloque las pechugas de pollo en su encimera. Golpee con un mazo de carne hasta que tenga un grosor de ½ pulgada. Corte cada una en 2 mitades.

2. Coloque el pollo en una bolsa Ziploc grande. Vierta el jugo de pepinillos. Selle la bolsa y dele unas cuantas vueltas para que el pollo quede bien cubierto por el jugo.

3. Cocine en una freidora de aire precalentada o en un horno a 400°F durante unos 8 a 10 minutos o hasta que esté bien cocido.

4. Precaliente la mini máquina de waffles.

5. Bata los huevos con un tenedor. Añada el extracto de mantequilla y la glicerita de stevia. Bata bien. Incorpore la mozzarella.

6. Vierta ¼ de la masa en la gofrera. Ponga el temporizador en 2 ó 3 minutos. Cierre la gofrera.

7. Saque el chaffle cuando esté cocido y apártelo en un plato. Deje reposar un par de minutos.

8. Repita los pasos 6 - 7 y haga los restantes chaffles.

9. Coloque 2 chaffles en una fuente de servir. Coloque un trozo de pollo en cada chaffle. Cubra con el resto de los chaffles y sirva.

Sándwich de chaffle

Rinde: 2 chaffles (1 sándwich)

Ingredientes:

Para el chaffle:

- ½ taza de queso mozzarella o cheddar finamente rallado
- 1 huevo grande
- 2 cucharadas de harina de almendra superfina y blanqueada
- ¼ de cucharadita + 1/8 de cucharadita de levadura en polvo
- ¼ de cucharadita de ajo en polvo

Para el relleno del sándwich: Utilice cualquiera

- Rodajas de pollo o pavo cocido
- Ensalada de pollo ceto
- Rebanadas de tocino
- Ensalada de atún ceto

Instrucciones:

1. Precaliente la mini máquina de waffles.
2. Bata los huevos con un tenedor.
3. Añada la harina de almendras, la levadura en polvo y el ajo en polvo en un bol y remueva hasta que estén bien combinados. Añada al bol de los huevos. Remueva hasta que estén bien combinados.
4. Incorpore el queso mozzarella.

5. Vierta la mitad de la masa en la gofrera. Ponga el temporizador en unos 10 minutos. Cierre la gofrera.

6. Compruebe después de unos 5 minutos. Cocine hasta que esté crujiente.

7. Saque el chaffle cuando esté cocido y apártelo en un plato. Deje reposar un par de minutos.

8. Repita los pasos 5 - 7 y haga los restantes chaffles.

9. Coloque los rellenos entre los 2 chaffles y sirva.

Sándwich de pollo con chile verde

Rinde: 2 sándwiches

Ingredientes:

<u>Para los chaffles:</u>

- 1 taza de queso mexicano finamente rallado
- 2 huevos grandes
- 3 cucharadas de chiles verdes enlatados cortados en cubos

Para el pollo:

- ¼ de taza de salsa alioli
- 1 taza de lechuga de primavera
- 2 pechugas de pollo
- 1 cucharada de aceite de oliva

Instrucciones:

1. Precaliente la mini máquina de waffles.
2. Bata los huevos con un tenedor. Incorpore la mozzarella.
3. Vierta ¼ de la masa en la gofrera. Ponga el temporizador en 2 ó 3 minutos. Cierre la gofrera.
4. Saque el chaffle y apártelo en un plato. Déjelo reposar durante un par de minutos.
5. Repita los pasos 3 - 4 y haga los restantes chaffles.
6. Mientras tanto, prepare el pollo de la siguiente manera: Ponga una sartén antiadherente a fuego medio. Añada el aceite. Cuando

el aceite esté caliente, añada el pollo y cocínelo hasta que se dore por ambos lados y esté bien cocido.

7. Coloque 2 chaffles en una fuente de servir. Coloque un pollo en cada uno. Rocíe la salsa alioli por encima. Cubra con lechuga. Cubra con el resto de los chaffles y sirva.

Chaffle de pollo

Porciones: 4

Ingredientes:

<u>Para los chaffles:</u>

- 1 taza de queso cheddar rallado
- 2 huevos
- 2 cucharaditas de polvo de hornear
- 4 cucharadas de harina de almendra blanqueada
- 2 onzas de queso crema
- 1 cucharada de harina de coco
- 1 cucharadita de swerve granulado
- 1 cucharadita de polvo de hornear
- ½ cucharada de cáscara de psyllium en polvo

<u>Para el pollo:</u>

- Aceite de coco o de aguacate, para freír
- ½ libra de lomos de pollo, golpeados ligeramente con un mazo para carne hasta que queden planos, enjuagados y secados con papel de cocina

<u>Para la marinada del pollo:</u>

- ½ taza de nata para montar
- ½ cucharada de vinagre de sidra de manzana
- ½ cucharadita de sal o al gusto

- 4 cucharaditas de salsa picante Tabasco
- Pimienta al gusto

Para empanar el pollo:

- ¼ de taza de harina de almendra fina, tamizada
- 2 cucharadas de queso parmesano finamente rallado
- 2 cucharadas de harina de coco
- ½ cucharadita de pimentón
- ¼ de cucharadita de pimienta de cayena o al gusto
- ¼ de cucharadita de cebolla en polvo
- ¼ de cucharadita de ajo en polvo
- ½ cucharadita de sal
- Pimienta al gusto
- 1 huevo grande, batido

Para el jarabe de arce de cayena:

- 6 cucharadas de jarabe de arce sin azúcar
- 2 cucharadas de mantequilla fría sin sal
- ½ cucharadita de salsa Tabasco

Instrucciones:

1. Para hacer el pollo frito: En primer lugar, prepare la marinada mezclando en un bol la nata espesa, el vinagre, la sal, la salsa picante y la pimienta.
2. Coloque el pollo y dele la vuelta para cubrirlo bien con la marinada. Enfríe durante 2 - 8 horas.

3. Para el empanado: Añada la harina de almendras, el queso parmesano, la harina de coco, el pimentón, la pimienta de cayena, la cebolla en polvo, el ajo en polvo, la sal y la pimienta en un bol y remueva.

4. Primero sumerja el pollo en el huevo, de uno en uno. Sacuda para eliminar el exceso de huevo. A continuación, páselo por la mezcla de harina. Sacuda para eliminar el exceso de mezcla. Coloque en un plato.

5. Ponga una sartén a fuego medio-alto. Añada el aceite. Cuando el aceite esté caliente, coloque el pollo y cocínelo hasta que la parte inferior esté ligeramente dorada. De la vuelta y cocine el otro lado hasta que esté ligeramente dorado.

6. Retire con una espumadera y coloque en una bandeja para hornear. Cubra la bandeja del horno ligeramente con papel de aluminio.

7. Hornee en un horno precalentado a 375° F durante unos 20 minutos o hasta que esté cocido.

8. Mientras tanto, prepare los waffles de la siguiente manera:

9. Precaliente la mini máquina de waffles.

10. Bata los huevos con un tenedor. Añada el queso crema y bata bien.

11. Añada la harina de almendras, la levadura en polvo, la cáscara de psyllium en polvo, la harina de coco y el edulcorante en un bol y remueva hasta que esté bien combinados. Añada al bol de los huevos. Remueva hasta que estén bien combinados.

12. Incorpore el queso cheddar.

13. Precaliente la mini máquina de waffles.
14. Vierta ¼ de la masa en la gofrera. Ponga el cronómetro en unos 10 minutos. Cierre la gofrera.
15. Compruebe después de unos 5 minutos. Cocine hasta que esté crujiente.
16. Saque el chaffle cuando esté cocido y apártelo en un plato. Deje reposar un par de minutos.
17. Repita los pasos 14 - 16 y haga los restantes chaffles.
18. Para hacer el sirope de arce con cayena, añada el sirope de arce en un cazo pequeño y póngalo a fuego medio-bajo. Cuando empiece a burbujear, añada la salsa Tabasco y remueva. Retire del fuego.
19. Añada la mantequilla y remueva.
20. Coloque los waffles en una fuente de servir. Coloque el pollo encima. Rocíe el jarabe de arce con cayena por encima y sirva.

Chaffle de pollo con tocino y aderezo ranchero

Porciones: 4

Ingredientes:

- 2 huevos
- ¼ de taza de tocino cocido y desmenuzado
- 2 cucharaditas de aderezo ranchero en polvo
- 2/3 de taza de pollo cocido y cortado en dados
- 2/3 de taza de queso Monterey Jack rallado

Instrucciones:

1. Añada los huevos, el queso y el aderezo ranchero en un bol y bata bien.
2. Incorpore el pollo y el tocino.
3. Precaliente la mini máquina de waffles.
4. Vierta ¼ de la masa en la gofrera. Ponga el cronómetro en unos 10 minutos. Cierre la gofrera.
5. Compruebe después de unos 5 minutos. Cocine hasta que esté crujiente.
6. Saque el chaffle cuando esté cocido y apártelo en un plato. Deje reposar un par de minutos.
7. Repita los pasos 4 - 6 y haga los restantes chaffles.

Chiffle

Sirve: 4

Ingredientes:

- 2 latas de pechuga de pollo
- 1 taza de queso mexicano rallado
- 2 huevos grandes
- 2 cucharadas de mayonesa
- Sal al gusto
- Pimienta al gusto

Instrucciones:

1. Añada los huevos y la mayonesa en un bol y bata bien. Añada el pollo, el queso, la sal y la pimienta y remueva hasta que esté bien cubierto.
2. Precaliente la mini máquina de waffles.
3. Vierta ¼ de la masa en la gofrera. Ponga el cronómetro en unos 8 minutos. Cierre la gofrera.
4. Compruebe después de unos 5 minutos. Cocine hasta que esté crujiente.
5. Saque el chaffle cuando esté cocido y apártelo en un plato. Deje reposar un par de minutos.
6. Repita los pasos 3 - 5 y haga los restantes chaffles.

Chaffle de pollo salado ceto y calabacín

Porciones: 4

Ingredientes:

- 2 onzas de pechuga de pollo cocida y desmenuzada
- ¼ de taza de mozzarella rallada
- 1 taza de harina de almendra blanqueada
- ½ cucharadita de levadura en polvo
- ¼ de cucharadita de cebolla en polvo
- 2 cucharadas de cebollas verdes picadas
- 2,5 onzas de calabacín rallado, exprimido del exceso de humedad
- ¼ de taza de queso cheddar rallado
- 1 huevo grande, batido
- ½ cucharadita de sal de ajo
- Aceite de aguacate en spray para cocinar

Instrucciones:

1. Añada el pollo, el calabacín, el polvo de hornear, la cebolla en polvo, la sal de ajo, el queso mozzarella con harina de almendras y el queso cheddar en un bol y remueva.
2. Añada el huevo y mezcle bien.
3. Precaliente la mini máquina de waffles.
4. Rocíe el fondo de la gofrera con aceite de aguacate,
5. Vierta ¼ de la masa en la gofrera. Ponga el temporizador a unos 3 - 5 minutos. Cierre la gofrera.

6. Compruebe después de unos 3 minutos. Cocine durante más tiempo si es necesario.

7. Saque el chaffle cuando esté cocido y apártelo en un plato. Deje reposar un par de minutos.

8. Repita los pasos 5 - 7 y haga los restantes chaffles.

Capítulo 3: Recetas de tartas chaffle cetogénicas

Tarta chaffle de chocolate

Cantidad: 2 pasteles

Ingredientes:

Para la tarta de chocolate:

- 4 cucharadas de cacao en polvo
- 2 huevos
- 2 cucharadas de harina de almendra
- 1 cucharadita de extracto de vainilla
- 4 cucharadas de edulcorante swerve granulado
- 2 cucharadas de nata para montar
- ½ cucharadita de levadura en polvo

Para el glaseado de queso crema:

- 4 cucharadas de queso crema
- ¼ de cucharadita de extracto de vainilla
- 4 cucharaditas de azúcar en polvo para repostería
- 2 cucharaditas de crema de leche

Instrucciones:

1. Para el pastel de chocolate: Añada el cacao en polvo, la harina de almendras, el swerve y la levadura en polvo en un bol y remueva.

2. Añada la vainilla y la nata líquida

3. Bata los huevos. Mezcle hasta que estén bien incorporados. Deje reposar la masa durante unos 5 minutos.

4. Precaliente la mini máquina de waffles.

5. Vierta ¼ de la masa en la gofrera. Ponga el temporizador en 4 minutos. Cierre la tapa y cocine los waffles.

6. Retire el chaffle y colocarlo en un plato.

7. Repita los pasos 6 - 7 y haga los restantes chaffles.

8. Mientras tanto, prepare el glaseado de queso crema de la siguiente manera: Añada el queso crema en un bol apto para microondas. Cocine a fuego alto durante unos 10 segundos o hasta que esté blando.

9. Añada la nata para montar y el extracto de vainilla en el bol del queso crema. Bata con una batidora de mano eléctrica hasta que esté bien incorporado.

10. Añada la crema pastelera y siga batiendo hasta que esté cremoso y ligero.

11. Para el montaje. Coloque 2 chaffles en un plato grande de servir. Extienda un poco de glaseado por encima con un cuchillo. También puede meter el glaseado en una manga pastelera y aplicarlo sobre los chaffles.

12. Ponga una capa más de chaffle en cada uno. Coloque el resto del glaseado sobre el segundo chaffle y sirva.

Tarta chaffle de zanahoria con queso crema

Cantidad: 2 pasteles

Ingredientes:

- 2 huevos
- 2 cucharadas de harina de almendra
- 1 cucharadita de extracto de vainilla
- 2 cucharadas de edulcorante swerve granulado
- 1 cucharadita de polvo de hornear
- 4 cucharadas de queso crema
- 2 cucharadas de zanahoria finamente rallada
- 2 cucharaditas de especias para pastel de calabaza
- 5 - 6 cucharadas de mantequilla
- 1 cucharada de nueces picadas (opcional)
- 2 cucharadas de coco rallado (opcional)

Para el glaseado de queso crema:

- 2 cucharadas de queso crema
- 2 cucharaditas de jarabe sin azúcar de su elección
- 6 cucharadas de mantequilla

Instrucciones:

1. Para el pastel de zanahoria:
2. Añada el queso crema y la mantequilla en un bol apto para microondas y cocínelo a máxima potencia durante 15 segundos. Bata bien.

3. Añada la harina de almendras, el swerve, la especia de pastel de calabaza y la levadura en polvo en un bol y remueva.

4. Añada los huevos. Bata con una batidora de mano eléctrica hasta que estén bien incorporados. Bata la mezcla de queso crema y el extracto de vainilla.

5. Añada la zanahoria, la nuez y el coco rallado y remueva.

6. Deje reposar la masa durante unos 5 minutos.

7. Precaliente la mini máquina de waffles.

8. Vierta ¼ de la masa en la gofrera. Ponga el temporizador en 4 minutos. Cierre la tapa y cocine los waffles.

9. Retire el chaffle y colocarlo en un plato.

10. Repita los pasos 8 - 9 y haga los demás chaffles. Deje que los waffles se enfríen por completo.

11. Mientras tanto, prepare el glaseado de queso crema de la siguiente manera: Añada el queso crema y la mantequilla en un bol apto para microondas. Cocine a fuego alto durante unos 10 segundos o hasta que se ablande. Bata bien.

12. Añada el jarabe sin azúcar en el bol del queso crema. Bata con una batidora de mano eléctrica hasta que esté bien incorporado.

13. Para el montaje. Coloque 2 chaffles en un plato grande de servir. Extienda un poco de glaseado por encima con un cuchillo. También puede poner el glaseado con una cuchara en una manga pastelera y poner el glaseado sobre el chaffle.

14. Ponga una capa más de chaffle en cada uno. Coloque el resto del glaseado sobre el segundo chaffle y sirva.

Pastel chaffle de cumpleaños ceto

Cantidad: 2 pasteles

Ingredientes:

Para los pasteles chaffle:

- 1 huevo
- ½ cucharadita de harina de coco
- 2 cucharadas de harina de almendra
- 1 cucharadita de extracto de vainilla
- ½ cucharadita de extracto de masa de pastel
- 1 cucharada de edulcorante swerve granulado
- 1 cucharada de queso crema
- ¼ de cucharadita de levadura en polvo
- 1/8 de cucharadita de goma xantana
- 1 cucharada de mantequilla derretida

Para el glaseado de vainilla con nata montada:

- ¼ de cucharadita de extracto de vainilla
- 3 cucharaditas de endulzante swerve
- ¼ de taza de nata líquida

Instrucciones:

1. Para hacer la tarta chaffle: Añada el queso crema y la mantequilla en un bol apto para microondas y cocine a máxima potencia durante 15 segundos. Bata bien.

2. Añada la harina de almendras, el swerve, la harina de coco y la levadura en polvo en un bol y remueva.

3. Añada el huevo. Bata con una batidora de mano eléctrica hasta que esté bien incorporado. Bata la mezcla de queso crema. Añada el extracto de vainilla, el extracto de masa de pastel y la goma xantana y mezcle bien. Deje reposar la masa durante 1 minuto.

4. Precaliente la mini máquina de waffles.

5. Vierta ¼ de la masa en la gofrera. Ponga el temporizador a 2 - 3 minutos. Cierre la tapa y cocine los waffles.

6. Retire el chaffle y colóquelo en un plato.

7. Repita los pasos 5 - 6 y haga el resto de los chaffles. Deje enfriar los waffles completamente.

8. Mientras tanto, prepare el glaseado de queso de vainilla con nata montada de la siguiente manera: Añada la nata espesa, la vainilla y el swerve en un bol. Bata con una batidora de mano hasta que se formen picos suaves.

9. Para el montaje: Coloque 2 chaffles en un plato grande de servir. Extienda un poco de glaseado por encima con un cuchillo. También puede meter el glaseado en una manga pastelera y ponerlo sobre los chaffles.

10. Ponga una capa más de chaffle en cada uno. Coloque el resto del glaseado sobre el segundo chaffle y sirva.

Pastel chaffle de pudín de plátano

Porciones: 6 pasteles

Ingredientes:

<u>Para el pudín:</u>

- 2 yemas de huevo grandes
- 6 cucharadas de swerve o eritritol en polvo
- 1 cucharadita de extracto de plátano
- 1 taza de nata para montar
- ½ - 1 cucharadita de goma xantana
- 1/8 cucharadita de sal

<u>Para el pastel de plátano:</u>

- 2 onzas de queso crema, ablandado
- 2 huevos batidos
- 4 cucharadas de edulcorante swerve granulado
- 8 cucharadas de harina de almendra
- ½ taza de queso mozzarella rallado
- ½ cucharadita de levadura en polvo
- 2 cucharaditas de extracto de plátano

Instrucciones:

1. Para hacer el pudín: Añada la crema de leche, las yemas y el edulcorante en una cacerola.

2. Ponga la cacerola a fuego medio-bajo. Remueva constantemente hasta que la mezcla esté espesa.

3. Añada la goma xantana y mezcle bien. Apagar el fuego.

4. Añada la sal y el extracto de plátano.

5. Vierta en una fuente de cristal. Coloque un trozo de papel de plástico directamente sobre el pudín. Enfríe hasta su uso.

6. Para hacer el pastel de chaffle: Añada la harina de almendras, el swerve y la levadura en polvo en un bol y remueva.

7. Añada los huevos. Bata con una batidora de mano eléctrica hasta que estén bien incorporados. Bata el queso crema, añada el extracto de plátano y mezcle bien. Deje reposar la masa durante 5 minutos.

8. Precaliente la mini máquina de waffles.

9. Coloque 1/6 de la masa en la gofrera. Ponga el temporizador a 2 - 3 minutos. Cierre la tapa y cocine los waffles.

10. Retire el chaffle y colocarlo en un plato.

11. Repita los pasos 9 – 10 y haga el resto de los chaffles. Enfríe los waffles completamente.

12. Coloque los waffles en platos individuales. Cubra con el pudín y sirva.

Tarta chaffle de calabaza con glaseado de queso crema

Porciones: 4 pasteles

Ingredientes:

Para los chaffles:

- 1 taza de queso mozzarella finamente rallado
- 2 huevos
- 1 cucharadita de especia de pastel de calabaza
- 2 cucharadas de puré de calabaza

Para el glaseado de queso crema:

- 4 cucharadas de queso crema, ablandado
- 1 cucharadita de extracto de vainilla claro
- 4 cucharadas de endulzante de fruta Monk

Instrucciones:

1. Precaliente la mini máquina de waffles.
2. Bata los huevos con un tenedor. Añada el puré de calabaza y bata bien.
3. Añada la especia de pastel de calabaza en un bol y remueva hasta que esté bien combinada. Añada en el bol de la mezcla de huevos. Bata bien.
4. Incorpore el queso mozzarella.

5. Vierta aproximadamente ¼ de la masa en la gofrera. Ponga el temporizador a unos 3 - 4 minutos. Cierre la gofrera.

6. Saque el chaffle cuando esté cocido y reserve en un plato.

7. Repita los pasos 5 - 6 y haga los restantes chaffles.

8. Para hacer el glaseado de queso crema: Añada el queso crema, la vainilla y el edulcorante en un bol y bata bien.

9. Para el montaje: Coloque los chaffles en un plato grande de servir. Extienda un poco de glaseado por encima con un cuchillo. También puede meter el glaseado en una manga pastelera y aplicarlo sobre los chaffles.

Tarta chaffle de crema italiana

Porciones: 4 pasteles

Ingredientes:

<u>Para los chaffles:</u>

- 2 onzas de queso crema, ablandado
- ½ cucharada de mantequilla derretida
- ¼ de cucharadita de canela molida
- ½ cucharada de harina de almendra
- 2 cucharadas de harina de coco
- ½ cucharada de coco rallado sin azúcar
- 2 huevos
- ½ cucharadita de extracto de vainilla
- ½ cucharada de edulcorante de fruta de Monk o cualquier otro edulcorante apto de su elección
- ¾ de cucharadita de levadura en polvo
- ½ cucharada de nueces picadas

<u>Para el glaseado de crema italiana:</u>

- 1 onza de queso crema, ablandado
- 1 cucharada de edulcorante de fruta Monk o cualquier otro edulcorante apto de su elección
- 1 cucharada de mantequilla
- ¼ de cucharadita de vainilla

Instrucciones:

1. Precaliente la mini máquina de waffles.
2. Enfríe la mantequilla derretida a temperatura ambiente.
3. Bata los huevos con un tenedor. Añada la mantequilla derretida y bata bien. Añada la vainilla y el edulcorante de fruta Monk y bata bien.
4. Añada la harina de almendras, la levadura en polvo, la canela y la harina de coco en un bol y remueva hasta que estén bien combinados. Añada al bol de los huevos. Remueva hasta que estén bien combinados.
5. Añada las nueces y el coco rallado y remueva.
6. Vierta ¼ de la masa en la gofrera. Ponga el temporizador en 3 - 4 minutos. Cierre la gofrera.
7. Compruebe después de unos 4 minutos. Cocine más si es necesario.
8. Saque el chaffle y reservarlo en un plato.
9. Repita los pasos 6 - 8 y haga los demás chaffles. Deje que los waffles se enfríen por completo.
10. Para hacer el glaseado: Añada el queso crema, el edulcorante, la mantequilla y la vainilla en un bol y bata bien.
11. Coloque los waffles en una fuente de servir. Unte el glaseado sobre los waffles y sirva.

Chaffle tiramisú

Cantidad: 2 tartas

Ingredientes:

Para los chaffles:

- 1 cucharada de mantequilla derretida
- ½ onza de queso crema, ablandado
- ¼ de cucharadita de extracto de avellana (opcional)
- ½ cucharadita de extracto de vainilla
- 2 cucharadas de harina de almendra fina y blanqueada
- 1 cucharada de harina de coco
- 1 cucharadita de café instantáneo o de café expreso en polvo
- 1 cucharada de cacao en polvo
- Una pizca de sal rosa del Himalaya
- 1 huevo grande
- 1 cucharada de edulcorante lakanto o cualquier otro edulcorante apto de su elección
- ½ cucharadita de levadura en polvo

Para el glaseado:

- 2 onzas de queso mascarpone
- ¼ de cucharadita de extracto de vainilla
- ¼ de cucharadita de café instantáneo
- 2 cucharadas de edulcorante lakanto o cualquier otro edulcorante apto de su elección

- 1 cucharadita de cacao en polvo

Instrucciones:

1. Precaliente la mini máquina de waffles.
2. Deje enfriar la mantequilla derretida a temperatura ambiente.
3. Bata los huevos con un tenedor. Añada la mantequilla derretida y bata bien. Añada la vainilla, el extracto de avellana y el edulcorante y bata bien.
4. Añada la harina de almendras, la levadura en polvo, la harina de coco, el café instantáneo y la sal en un bol y remueva hasta que estén bien combinados. Añada al bol de los huevos. Remueva hasta que estén bien combinados.
5. Vierta ½ de la masa en la gofrera. Ponga el temporizador en 3 - 4 minutos. Cierre la gofrera.
6. Compruebe después de unos 4 minutos. Cocine más si es necesario.
7. Saque el chaffle y reserve en un plato.
8. Repita los pasos 5 - 7 y haga los demás chaffles. Deje que los waffles se enfríen por completo.
9. Para hacer el glaseado: Añada el queso mascarpone, el lakanto y la vainilla en un bol y bata bien. Divida la mezcla en 2 cuencos.
10. Añada el cacao y el café instantáneo en uno de los cuencos. Mezcle bien. Deje la crema en el otro bol tal cual.
11. Coloque los waffles en una fuente de servir. Unte el glaseado sobre los waffles y sirva.

12. Coloque 2 chaffles en una fuente de servir. Extienda el glaseado de cacao sobre los waffles.

13. Coloque una capa de chaffle en cada una. Extienda el glaseado liso sobre los chaffles.

14. Enfriar hasta su uso.

15. Corte y sirva.

Tarta chaffle de galletas con chispas de chocolate

Cantidad: 2 pasteles

Ingredientes:

Para los pasteles de chocolate:

- 2 cucharadas de mantequilla derretida
- 2 yemas de huevo
- 2 cucharadas de edulcorante dorado de frutas Monk
- ½ cucharadita de extracto de masa de pastel
- ¼ de cucharadita de extracto de vainilla
- 6 cucharadas de harina de almendra
- 2 cucharadas de chips de chocolate sin azúcar
- ¼ de cucharadita de levadura en polvo

Para el glaseado de nata montada:

- 2 cucharaditas de gelatina sin sabor
- 6 cucharaditas de confitería Swerve
- 2 tazas de crema de leche
- 8 cucharaditas de agua fría

Instrucciones:

1. Para hacer el pastel de chispas de chocolate: Añada la harina de almendras, el edulcorante y la levadura en polvo en un bol y remueva.

2. Añada las yemas y la mantequilla y mezcle hasta que estén bien combinadas. Añada el extracto de vainilla, el extracto de masa de pastel y los trozos de chocolate y mezcle bien. Deje reposar la masa durante 1 minuto.

3. Precaliente la mini máquina de waffles.

4. Vierta ¼ de la masa en la gofrera. Ponga el temporizador en 4 minutos. Cierre la tapa y cocine los waffles.

5. Retire el chaffle y colóquelo en un plato.

6. Repita los pasos 4 - 5 y haga el resto de los chaffles. Deje enfriar los waffles completamente.

7. Mientras tanto, prepare el glaseado de nata montada de la siguiente manera: Enfriar el bol de la batidora y los batidores en el congelador durante 15 minutos.

8. Mientras tanto, añada agua fría en un bol apto para microondas. Espolvoree la gelatina por encima.

9. Caliente en el microondas a máxima potencia durante 10 segundos.

10. Retire del microondas y bata bien.

11. Añada la nata espesa en el bol enfriado. Bata con una batidora de mano a baja velocidad hasta que esté espumosa. Añada el edulcorante y bata a velocidad media hasta que se formen picos suaves.

12. Cambie la velocidad a baja y vierta la gelatina y bata hasta que esté bien combinada.

13. Aumente la velocidad a media y bata hasta que se formen picos duros. Páselo a una manga pastelera.

14. Para el montaje: Coloque 2 chaffles en un plato grande. Coloque un poco del glaseado sobre los chaffles.

15. Ponga una capa más de chaffle en cada uno. Ponga un poco del glaseado sobre el segundo chaffle y sirva. Si le sobra glaseado. Páselo a un recipiente hermético y refrigérelo hasta su uso. Puede durar de 4 a 5 días.

Tarta chaffle de galletas red velvet

Porciones: 4 pasteles

Ingredientes:

Para los pasteles de chaffle:

- 4 cucharadas de cacao procesado holandés
- 2 huevos
- ½ cucharadita de levadura en polvo
- 4 cucharadas de endulzante de fruta Monk
- 4 gotas de colorante alimentario rojo (opcional)
- 2 cucharadas de nata líquida

Para el glaseado de queso crema:

- 4 cucharadas de queso crema, ablandado
- 4 cucharadas de endulzante de fruta Monk
- ½ cucharadita de extracto de vainilla claro

Instrucciones:

1. Añada los huevos en un bol y bata bien. Añada el cacao, la levadura en polvo, el edulcorante, la nata para montar y el colorante alimentario rojo, si lo utiliza, y bátelo todo bien.
2. Deje reposar la masa durante 1 minuto.
3. Precaliente la mini máquina de waffles.
4. Vierta ¼ de la masa en la gofrera. Ponga el temporizador en 4 minutos. Cierre la tapa y cocine los waffles.
5. Retire el chaffle y colóquelo en un plato.

6. Repita los pasos 4 - 5 y haga el resto de los chaffles. Deje enfriar los waffles completamente.

7. Para hacer el glaseado de queso crema: Añada el queso crema, la vainilla y el edulcorante en un bol y bata bien.

8. Para el montaje: Coloque los chaffles en un plato grande de servir. Extienda un poco de glaseado por encima con un cuchillo. También puede meter el glaseado en una manga pastelera y aplicarlo sobre los chaffles.

9. Corte en rodajas y sirva.

Pastel chaffle de crema de Boston

Cantidad: 2 pasteles

Ingredientes:

<u>Para los pasteles de chaffle:</u>

- 1 cucharada de queso crema, ablandado
- ¼ de cucharadita de extracto de vainilla
- 10 gotas de extracto de crema de Boston
- 1 huevo
- ½ cucharadita de harina de coco
- 2 cucharadas de harina de almendra
- 1 cucharada de mantequilla derretida
- 1 cucharada de edulcorante swerve o cualquier otro edulcorante apto de su elección
- ¼ de cucharadita de levadura en polvo
- 1/8 de cucharadita de polvo de xantana

<u>Para el pudín:</u>

- 1 yema de huevo
- ¾ de cucharada de swerve o eritritol en polvo
- ¼ de cucharadita de extracto de vainilla
- ¼ de taza de nata para montar
- Una pizca de goma xantana

<u>Para el ganache:</u>

- 1 cucharada de nata para montar
- ½ cucharada de azúcar en polvo swerve
- 1 cucharada de barra de chocolate para hornear sin azúcar picada

Instrucciones:

1. Para hacer el pudín: Añada la crema de leche, las yemas y el edulcorante en una cacerola.
2. Ponga la cacerola a fuego medio-bajo. Remueva constantemente hasta que la mezcla esté espesa.
3. Añada la goma xantana y mezcle bien. Apague el fuego.
4. Añada la sal y el extracto de plátano.
5. Vierta en una fuente de cristal. Coloque un trozo de papel de plástico directamente sobre el pudín. Deje enfriar hasta su uso.
6. Precaliente la mini máquina de waffles.
7. Enfriar la mantequilla derretida a temperatura ambiente.
8. Bata el huevo con un tenedor. Añada la mantequilla derretida y bata bien. Añada el queso crema, la vainilla, el extracto de crema de Boston y el edulcorante y bata bien.
9. Añada la harina de almendras, la levadura en polvo, la harina de coco y la sal en un bol y remueva hasta que estén bien combinados. Añada en el bol del huevo. Remueva hasta que esté bien combinado.
10. Espolvoree la harina de xantana y bata hasta que esté bien combinada.
11. Vierta ½ de la masa en la gofrera. Ponga el temporizador en 3 - 4 minutos. Cierre la gofrera.

12. Compruebe después de unos 4 minutos. Cocine más si es necesario.

13. Saque el chaffle y resérvelo en un plato.

14. Repita los pasos 11 - 13 y haga los demás chaffles. Deje que los waffles se enfríen por completo.

15. Para hacer el ganache: Añada la nata espesa, el swerve y el chocolate en un bol apto para microondas. Caliente en el microondas a alta potencia durante 20 segundos. Remueva bien. Si la mezcla no está derretida, cocine durante otros 10 - 20 segundos o hasta que se derrita completamente.

16. Coloque los waffles en platos individuales. Ponga un poco de pudín sobre los chaffles. Rocíe la ganache por encima y sirva.

Pastel chaffle de limón ceto

Cantidad: 2 pasteles

Ingredientes:

<u>Para la tarta de chaffles:</u>

- 1 onza de queso crema, ablandado
- ¼ de cucharadita de extracto de limón
- 1 huevo
- 1 cucharada de harina de coco
- 1 cucharadita de mantequilla derretida
- ½ cucharadita de mezcla de frutas Monk para repostería
- 10 gotas de extracto de masa de pastel
- ½ cucharadita de levadura en polvo
- 1/8 de cucharadita de polvo de xantana

<u>Para el glaseado:</u>

- ½ cucharada de mezcla de frutas Monk para repostería
- ¼ de taza de nata para montar
- 1/8 de cucharadita de extracto de limón
- ¼ de cucharadita de ralladura de limón

Instrucciones:

1. Añada el queso crema, el extracto de limón, el huevo, la harina de coco, la mantequilla, el edulcorante de fruta Monk, el extracto de masa para pasteles, la levadura en polvo y la goma xantana en

un bol para mezclar. Bata con una batidora eléctrica hasta que quede suave.

2. Enchufe la gofrera y deje que se precaliente.

3. Vierta ½ de la masa en la gofrera. Ponga el temporizador en 3 - 4 minutos. Cierre la gofrera.

4. Compruebe después de unos 4 minutos. Cocine más si es necesario.

5. Saque el chaffle y reserve en un plato.

6. Repita los pasos 11 - 13 y haga los demás chaffles. Deje que los waffles se enfríen por completo.

7. Para hacer el glaseado: Enfriar el bol de la batidora y los batidores en el congelador durante 15 minutos.

8. Añada la nata espesa en el bol enfriado. Bata con una batidora de mano a baja velocidad hasta que esté espumosa. Añada el edulcorante y bata a velocidad media hasta que se formen picos suaves.

9. Añada el extracto de limón y la ralladura de limón y mezcle suavemente.

10. Para el montaje: Coloque los chaffles en un plato grande de servir. Extienda un poco de glaseado por encima con un cuchillo. También puede meter el glaseado en una manga pastelera y aplicarlo sobre los chaffles.

11. Corte en rodajas y sirva.

Tarta chaffle de mantequilla de maní

Porciones: 4 pasteles

Ingredientes:

Para el pastel de mantequilla de maní:

- 2 huevos
- ½ cucharadita de levadura en polvo
- 4 cucharadas de endulzante de fruta Monk
- 2 cucharadas de nata para montar
- 4 cucharadas de mantequilla de maní en polvo sin azúcar
- ½ cucharadita de extracto de mantequilla de maní

Para el glaseado de mantequilla de maní:

- 4 cucharadas de endulzante de fruta Monk
- 2 cucharadas de mantequilla de maní natural sin azúcar o mantequilla de maní en polvo
- ½ cucharadita de vainilla
- 2 cucharadas de mantequilla ablandada
- 4 cucharadas de queso crema, ablandado

Instrucciones:

1. Precaliente la mini máquina de waffles.
2. Bata los huevos con un tenedor. Añada la nata y el edulcorante y bata bien.

3. Añada la mantequilla de maní en polvo, la harina de coco y la sal en un bol y remueva hasta que estén bien combinados. Añada en el bol del huevo. Remueva hasta que esté bien combinado.

4. Añada el extracto de mantequilla de maní y la mantequilla de maní en polvo y bata bien. Deje reposar la masa durante un par de minutos.

5. Vierta ½ de la masa en la gofrera. Ponga el temporizador en 3 - 4 minutos. Cierre la gofrera.

6. Compruebe después de unos 4 minutos. Cocine más si es necesario.

7. Saque el chaffle y reserve en un plato.

8. Repita los pasos 5 - 7 y haga los demás chaffles. Deje que los waffles se enfríen por completo.

9. Para hacer el glaseado de mantequilla de maní: Añada el queso crema, la mantequilla, la vainilla, la mantequilla de maní y el edulcorante en un bol y bata bien con una batidora de mano eléctrica hasta que esté bien combinado.

10. Para el montaje: Coloque los chaffles en un plato grande de servir. Extienda un poco de glaseado por encima con un cuchillo. También puede meter el glaseado en una manga pastelera y aplicarlo sobre los chaffles.

11. Corte en rodajas y sirva.

Tarta chaffle de cereales Cap'n Crunch

Porciones: 4 tartas

<u>Para las tartas de chaffle:</u>

- 2 huevos
- 1 cucharadita de harina de coco
- 4 cucharadas de harina de almendra
- 2 cucharadas de mantequilla derretida
- 40 gotas de aromatizante de cereales Captain
- 2 cucharadas de azúcar en polvo swerve
- ½ cucharadita de levadura en polvo
- ¼ de cucharadita de polvo de xantano
- 1 cucharada de queso crema, ablandado
- ½ cucharadita de extracto de vainilla

<u>Para servir:</u>

- Mantequilla derretida
- Jarabe sin azúcar

Instrucciones:

1. Añada el queso crema, los huevos, la harina de coco, la harina de almendras, la mantequilla, la vainilla, el saborizante Captain, la levadura en polvo y la goma xantana en un bol. Bata con una batidora eléctrica hasta que esté suave.
2. Enchufe la gofrera y deje que se precaliente.

3. Vierta ¼ de la masa en la gofrera. Ponga el temporizador en 3 - 4 minutos. Cierre la gofrera.

4. Compruebe después de unos 4 minutos. Cocine más si es necesario.

5. Saque el chaffle y reserve en un plato.

6. Repita los pasos 3 - 5 y haga los demás chaffles. Deje que los waffles se enfríen por completo.

7. Pincele con un poco de mantequilla y sirva con un poco de jarabe sin azúcar de su elección.

Capítulo 4: Chaffles salados ceto

Chaffle de pechugas de jalapeño picantes

Porciones: 4 chaffles

Ingredientes:

- 1 taza de queso cheddar finamente rallado
- 2 huevos grandes
- 2 onzas de queso crema
- 1 cucharada de jalapeños picados
- 4 cucharadas de trozos de tocino
- ½ cucharadita de levadura en polvo (opcional)

Instrucciones:

1. Añada el queso crema en un bol apto para microondas y cocínelo a máxima potencia durante 15 segundos.
2. Añada los huevos. Utilice un mezcladora eléctrica de mano hasta que esté bien incorporado.
3. Añada el polvo de hornear y bata bien. Añada los jalapeños y los trozos de tocino y remueva. Deje reposar la masa durante 1 minuto.
4. Precaliente la mini máquina de waffles.
5. Vierta ¼ de la masa en la gofrera. Ponga el temporizador a 3 - 4 minutos. Cierre la tapa y cocine los waffles. Cocine durante más tiempo si quiere waffles crujientes.

6. Retire el chaffle y colóquelo en un plato.

7. Repita los pasos 5 - 6 y haga los restantes chaffles.

8. Sirva con algunos aderezos si se desea.

Chaffles al ajo y parmesano

Porciones: 4

Ingredientes:

- 1 taza de queso mozzarella rallado
- 2 huevos grandes
- 1 cucharadita de condimento italiano
- 2/3 de taza de queso parmesano rallado
- 2 dientes de ajo picados
- ½ cucharadita de levadura en polvo (opcional)

Instrucciones:

1. Precaliente la mini máquina de waffles.
2. Bata los huevos con un tenedor. Incorpore la mozzarella, el condimento italiano, el queso parmesano, el ajo y la levadura en polvo.
3. Vierta ¼ de la masa en la gofrera. Ponga el temporizador en 2 ó 3 minutos. Cierre la gofrera.
4. Saque el chaffle y apártelo en un plato. Déjelo reposar durante un par de minutos.
5. Repita los pasos 3 - 4 y haga los restantes chaffles.

Chaffle ceto de pan de maíz

Porciones: 4

Ingredientes:

- 1 taza de queso mozzarella rallado o queso cheddar
- 2 huevos grandes
- 10 - 12 rodajas de jalapeños
- 1/8 cucharadita de sal
- ½ cucharadita de extracto de maíz
- 2 cucharaditas de salsa roja picante Frank's

Instrucciones:

1. Precaliente la mini máquina de waffles.
2. Bata los huevos con un tenedor. Incorpore la mozzarella, los jalapeños, la sal, el extracto de maíz y la salsa picante.
3. Vierta ¼ de la masa en la gofrera. Ponga el temporizador en 2 ó 3 minutos. Cierre la gofrera.
4. Saque el chaffle y apártelo en un plato. Déjelo reposar durante un par de minutos.
5. Repita los pasos 3 - 4 y haga los restantes chaffles.

Chaffle taco ceto

Porciones: 4 chaffles

Ingredientes:

- 1 taza de queso mozzarella rallado o queso cheddar
- ½ cucharadita de condimento italiano
- 2 huevos grandes

Para el relleno de los tacos:

- 2 libras de carne molida de res o pavo
- 2 cucharaditas de chile en polvo
- 1 cucharadita de ajo en polvo
- ½ cucharadita de cebolla en polvo
- 3 cucharaditas de pimentón ahumado
- 2 cucharaditas de comino molido
- 1 cucharadita de cacao en polvo
- ½ cucharadita de sal o al gusto

Para los aderezos:

- Lechuga
- Queso
- Tomates
- Cualquier otro aderezo de su elección

Instrucciones:

1. Ponga una sartén a fuego medio. Añada la carne de vaca y cocínela hasta que se dore. Añada el resto de los ingredientes del relleno y mezcle bien. Apague el fuego.

2. Para hacer los waffles: Precaliente la mini máquina de waffles.

3. Bata los huevos con un tenedor. Incorpore la mozzarella y el condimento italiano.

4. Vierta ¼ de la masa en la gofrera. Ponga el temporizador en 2 ó 3 minutos. Cierre la gofrera.

5. Saque el chaffle y apártelo en un plato. Déjelo reposar durante un par de minutos.

6. Repita los pasos 4 - 5 y haga los restantes chaffles.

7. Cubra con la carne de taco y sirva con los aderezos sugeridos.

Palitos chaffle de pan con queso y ajo

Porciones: 16 palitos de pan

Ingredientes:

- 1 taza de queso mozzarella rallado
- 2 huevos
- 4 cucharadas de harina de almendra
- Sal al gusto
- 2/3 de taza de queso parmesano rallado
- 2 dientes de ajo grandes, picados o 1 cucharadita de ajo en polvo

Para la cobertura:

- 4 cucharadas de mantequilla sin sal, ablandada
- ½ taza de queso mozzarella rallado
- 1 cucharadita de ajo en polvo

Instrucciones:

1. Precaliente la mini máquina de waffles.
2. Bata los huevos con un tenedor. Incorpore la mozzarella, el ajo, la harina de almendras, el queso parmesano y la sal.
3. Vierta ¼ de la masa en la gofrera. Ponga el temporizador en 5 minutos. Cierre la gofrera.
4. Saque el chaffle y póngalo a un lado en su tabla de cortar. Corte en 4 tiras.
5. Repita los pasos 3 - 4 y haga los restantes chaffles.
6. Coloque los palos en una bandeja de horno.

7. Añada la mantequilla y el ajo en polvo en un bol y remueva. Reparta esta mezcla sobre los palitos.

8. Espolvoree el queso por encima de los palitos

9. Ponga el horno en modo asador y precaliente el horno. Ase durante un par de minutos hasta que el queso se derrita.

10. Sirva enseguida.

Bruschetta de chaffle

Porciones: 4 chaffles

Ingredientes:

- 1 taza de queso mozzarella rallado
- 2 huevos grandes
- 1 cucharadita de condimento italiano
- 2/3 de taza de queso parmesano rallado
- 2 dientes de ajo picados
- ½ cucharadita de levadura en polvo (opcional)

Para la cobertura:

- 8 tomates cherry picados
- Aceite de oliva para rociar
- 1/8 cucharadita de sal
- 1 cucharadita de albahaca finamente picada

Instrucciones:

1. Precaliente la mini máquina de waffles.
2. Bata los huevos con un tenedor. Incorpore la mozzarella, el condimento italiano, el queso parmesano, el ajo y la levadura en polvo.
3. Vierta ¼ de la masa en la gofrera. Ponga el temporizador en 2 ó 3 minutos. Cierre la gofrera.
4. Saque el chaffle y apártelo en un plato. Déjelo reposar durante un par de minutos.

5. Repita los pasos 3 - 4 y haga los restantes chaffles.
6. Coloque los waffles en una fuente de servir.
7. Para hacer la cobertura de la bruschetta Añada los tomates, la sal y la albahaca en un bol. Mezcle bien.
8. Rocíe el aceite por encima. Mezcle bien.
9. Cubra con los chaffles y sirva.

Chaffle dulce y picante

Porciones: 4 chaffles

Ingredientes:

- 1 taza de queso mozzarella rallado o queso cheddar
- 2 huevos grandes
- 1/8 de cucharadita de sal o al gusto
- ¼ de cucharadita de pimienta de cayena
- 4 cucharadas de jarabe de arce lakanto
- 1 cucharadita de pimentón ahumado

Instrucciones:

1. Precaliente la mini máquina de waffles.
2. Bata los huevos con un tenedor. Incorpore la mozzarella, la sal, el pimentón y la pimienta de cayena.
3. Vierta ¼ de la masa en la gofrera. Ponga el temporizador en 2 ó 3 minutos. Cierre la gofrera.
4. Saque el chaffle y apártelo en un plato. Déjelo reposar durante un par de minutos.
5. Repita los pasos 3 - 4 y haga los restantes chaffles.
6. Rocíe con jarabe de arce lakanto por encima y sirva.

Chaffle de hierbas saladas

Porciones: 4 chaffles

Ingredientes:

- ½ taza de queso mozzarella rallado
- 2 huevos grandes
- 2 cucharaditas de condimento de hierbas
- ½ taza de queso parmesano rallado
- 2 dientes de ajo picados
- ¼ de cucharadita de sal o al gusto

Instrucciones:

1. Precaliente la mini máquina de waffles.
2. Bata los huevos con un tenedor. Incorpore la mozzarella, el condimento de hierbas, el queso parmesano, el ajo y la sal.
3. Vierta ¼ de la masa en la gofrera. Ponga el temporizador en 2 ó 3 minutos. Cierre la gofrera.
4. Saque el chaffle cuando esté cocido y apártelo en un plato. Deje reposar un par de minutos.
5. Repita los pasos 3 - 4 y haga los restantes chaffles.

Chaffle de hash Brown de jícama

Cantidades: 2 barquillos

Ingredientes:

- 1 jícama mediana, pelada y rallada
- 1 diente de ajo prensado
- 1 huevo
- 1 cebolla pequeña picada
- ½ taza de queso rallado de su elección
- Sal al gusto
- Pimienta al gusto

Cubierta:

- Nata agria
- Trozos de tocino
- Cebollino picado
- Queso rallado

Instrucciones:

1. Espolvoree sal sobre la jícama. Revuelva bien y coloque en un colador. Déjela reposar durante 15 minutos.
2. Exprima la jícama del exceso de humedad.
3. Coloque en un bol apto para microondas. Cocinar a máxima potencia durante unos 5 minutos o hasta que estén tiernos.
4. Para hacer los chaffles: Bata el huevo con un tenedor. Añada el ajo, la cebolla, el queso, la sal y la pimienta y mezcle bien.

5. Precaliente la gofrera.

6. Esparza un poco de queso mozzarella sobre la gofrera.

7. Vierta ½ de la masa. Programe el temporizador para 7 minutos. Cierre la gofrera. De la vuelta después de 5 minutos.

8. Saque el chaffle cuando esté cocido y apártelo en un plato. Deje reposar un par de minutos.

9. Repita los pasos 5 - 7 y haga el otro chaffle.

10. Sirva con los aderezos sugeridos.

Chaffle de palitos de pan

Ingredientes:

- 1 taza de queso mozzarella rallado
- ½ taza de queso parmesano rallado
- 2 huevos grandes
- ½ cucharadita de ajo en polvo

<u>Para servir:</u>

- Aceite de oliva, para rociar
- Queso parmesano rallado
- Hierbas frescas picadas

Instrucciones:

1. Precaliente la mini máquina de waffles.
2. Bata los huevos con un tenedor. Incorpore la mozzarella, el condimento italiano, el queso parmesano y el ajo en polvo.
3. Vierta ¼ de la masa en la gofrera. Ponga el temporizador en 2 ó 3 minutos. Cierre la gofrera.
4. Saque el chaffle y apártelo en un plato. Déjelo reposar durante un par de minutos.
5. Repita los pasos 3 - 4 y haga los restantes chaffles.
6. Corte los chaffles en tiras.
7. Coloque en una bandeja para hornear. Hornee durante unos minutos en el horno.

8. Coloque los palitos de pan en una fuente de servir. Rocíe el aceite de oliva por encima. Espolvoree el queso parmesano y las hierbas frescas y sirva.

Chaffle de palitos de pepinillo fritos

Porciones: 4 chaffles

Ingredientes:

- 1 taza de queso mozzarella rallado
- 2 huevos grandes
- 2 cucharadas de jugo de pepinillos
- ½ taza de panko de cerdo
- 12 - 15 rodajas finas de pepinillos, secadas con toallas de papel

Instrucciones:

1. Precaliente la mini máquina de waffles.
2. Bata los huevos con un tenedor. Incorpore la mozzarella, el jugo de pepinillos y el panko de cerdo.
3. Vierta ¼ de la masa en la gofrera. Esparza 3 o 4 rodajas de pepinillos. Ponga el temporizador a 4 minutos. Cierre la gofrera.
4. Saque el chaffle cuando esté cocido y reserve en un plato.
5. Repita los pasos 3 - 4 y haga los restantes chaffles.
6. Corte cada uno en 4 palitos y sirva.

Sándwich italiano de chaffle

Rinde: 2 sándwiches

Ingredientes:

- 1 taza de queso mozzarella rallado
- ½ taza de queso parmesano rallado
- 2 huevos grandes
- ½ cucharadita de ajo en polvo
- 2 cucharaditas de condimento italiano
- 1 pimiento rojo asado, picado
- 2 cucharadas de jamón picado
- Hojas de lechuga

Instrucciones:

1. Precaliente la mini máquina de waffles.
2. Bata los huevos con un tenedor. Incorpore la mozzarella, el condimento italiano, el queso parmesano y el ajo en polvo.
3. Vierta ¼ de la masa en la gofrera. Ponga el temporizador en 2 ó 3 minutos. Cierre la gofrera.
4. Saque el chaffle y apártelo en un plato. Déjelo reposar durante un par de minutos.
5. Repita los pasos 3 - 4 y haga los restantes chaffles.
6. Coloque 2 chaffles en una fuente de servir. Cubra con hojas de lechuga, jamón y pimiento rojo. Cubra con el resto de los bollos y sirva.

Sándwich BLT de Chaffle

Rinde: 2 sándwiches

Ingredientes:

Para el chaffle:

- 1 taza de queso mozzarella rallado
- 2 cucharadas de cebolla verde en rodajas
- 2 huevos grandes
- 1 cucharadita de condimento italiano
- Sal al gusto

Para el relleno:

- Tocino cocido
- 2 cucharadas de mayonesa
- Unas cuantas hojas de lechuga
- 1 tomate, cortado en rodajas finas

Instrucciones:

1. Precaliente la mini máquina de waffles.
2. Bata los huevos y el condimento italiano con un tenedor. Incorpore la mozzarella, la cebolla de verdeo y la verde.
3. Espolvoree un poco de queso mozzarella extra en el fondo de la gofrera.
4. Vierta ¼ de la masa en la gofrera. Espolvoree un poco más de queso por encima. Ponga el temporizador a 4 minutos. Cierre la gofrera.

5. Saque el chaffle cuando esté cocido y reserve en un plato.

6. Repita los pasos 4 - 5 y haga los restantes chaffles.

7. Coloque 2 chaffles en un plato de servir. Unte cada uno con una cucharada de mayonesa.

8. Coloque encima el tocino, las hojas de lechuga y las rodajas de tomate. Cubra con los 2 chaffles restantes y sirva.

Sándwich chaffle de desayuno

Rinde: 2 sándwiches

Ingredientes:

- 2 huevos
- 2 cucharadas de harina de almendra
- 1 taza de queso Monterey Jack
- 4 cucharadas de mantequilla

Instrucciones:

1. Precaliente la mini máquina de waffles.
2. Añada los huevos en un bol y bátelos con un tenedor. Añada la harina de almendras y el queso y bate bien.
3. Vierta ¼ de la masa en la gofrera. Ponga el temporizador en 3 ó 4 minutos. Cierre la gofrera.
4. Saque el chaffle y resérvelo en un plato.
5. Repita los pasos 2 - 3 y haga los restantes chaffles.
6. Ponga una sartén a fuego medio. Añada 2 cucharadas de mantequilla. Cuando la mantequilla se derrita, coloque 2 chaffles y hasta que estén crujientes. Presione ligeramente mientras se cocinan. Voltee los lados y cocine el otro lado hasta que estén crujientes.
7. Retire en un plato. Deje reposar un par de minutos antes de servir.

Tostada de aguacate

Porciones: 2 chaffles

Ingredientes:

Para el chaffle:

- 1 taza de queso mozzarella finamente rallado
- 2 huevos grandes
- 2 cucharaditas de polvo de hornear
- 2 cucharadas de harina de almendra

Para la cobertura de aguacate:

- 1 aguacate, pelado, sin hueso y picado
- 2 cucharaditas de zumo de limón
- Pimienta al gusto
- Sal al gusto
- 2 cucharaditas de mantequilla derretida
- ½ taza de queso feta

Instrucciones:

1. Precaliente la gofrera normal.
2. Bata los huevos con un tenedor.
3. Añada la harina de almendras y la levadura en polvo en un bol y remueva hasta que estén bien combinados. Añada al bol de los huevos. Remueva hasta que estén bien combinados.
4. Incorpore el queso mozzarella.

5. Vierta la mitad de la masa en la gofrera. Ponga el cronómetro en marcha durante unos 2 ó 3 minutos. Cierre la gofrera.

6. Compruebe después de unos 5 minutos. Cocine durante más tiempo si es necesario.

7. Saque el chaffle cuando esté cocido y apártelo en un plato. Deje reposar un par de minutos.

8. Repita los pasos 5 - 6 y haga el otro chaffle.

9. Coloque los waffles en un plato y pincele con mantequilla derretida.

10. Mientras tanto, añada el aguacate, el zumo de limón, la sal, la pimienta y el queso feta en un bol y mézclelo todo bien.

11. Divida la mezcla de aguacate entre los chaffles. Extiéndala sobre una mitad del chaffle. Unta la otra mitad sobre el relleno y sirva.

Chaffles de calabacín

Porciones: 4 chaffles

Ingredientes:

<u>Para los chaffles:</u>

- 2 tazas de calabacín rallado
- ½ taza de queso mozzarella rallado
- 1 taza de queso parmesano rallado o más si es necesario
- 2 huevos
- 2 cucharaditas de albahaca seca o 2 cucharadas de albahaca fresca picada
- Sal al gusto
- Pimienta al gusto

Instrucciones:

1. Coloque los calabacines en un colador. Espolvoree la sal por encima. Mezcle bien con las manos. Déjelo reposar durante 15 minutos.
2. Exprima el calabacín del exceso de humedad.
3. Enchufe la gofrera y deje que se precaliente.
4. Bata los huevos en un bol.
5. Añada el calabacín, el queso mozzarella, la sal, la pimienta y la albahaca al bol de los huevos y bata bien.
6. Precaliente la gofrera.
7. Esparza ¼ del queso parmesano en el fondo de la gofrera inicialmente.

8. Cierre la tapa y deje que se cocine durante medio minuto.

9. A continuación, vierta ¼ de la mezcla de huevo. Espolvoree un poco más de queso sobre la mezcla de huevo si lo desea.

10. Ponga el temporizador a 4 - 6 minutos. Compruebe después de unos 4 o 5 minutos. Cocine durante unos minutos más si parece que no está cocido.

11. Saque a un plato y deje enfriar un par de minutos.

12. Repita los pasos 7 - 11 y haga los restantes chaffles.

Chaffles de coliflor

Porciones: 4 chaffles

Ingredientes:

- 2 tazas de coliflor rallada (rallada hasta obtener una textura similar a la del arroz)
- 1 taza de queso mozzarella rallado o mezcla de quesos mexicanos
- 2 huevos grandes
- 1 cucharadita de condimento italiano
- 1 taza de queso parmesano rallado o más si es necesario
- 2 dientes de ajo picados o ½ cucharadita de ajo en polvo
- ½ cucharadita de sal o al gusto
- ½ cucharadita de pimienta o al gusto
- ½ cucharadita de levadura en polvo (opcional)

Instrucciones:

1. Precaliente la mini máquina de waffles.
2. Añada todos los ingredientes, excepto el queso parmesano, en una batidora y bátalos hasta que queden bastante homogéneos. Vierta la mezcla en un bol.
3. Espolvoree 2 cucharadas de queso parmesano en el fondo de la gofrera.
4. Vierta ¼ de la masa en la gofrera. Ponga el temporizador de 4 a 6 minutos. Cierre la gofrera.
5. Saque el chaffle y apártelo en un plato. Déjelo reposar durante un par de minutos. Repita los pasos 3 - 5 y haga los restantes chaffles.

Buñuelo chaffle de quimbombó

Porciones: 4 chaffles

Ingredientes:

- ½ taza de queso mozzarella rallado o más si es necesario
- 2 huevos
- 8 cucharadas de harina de almendra
- 4 cucharadas de crema de leche
- 1 cucharadita de cebolla en polvo
- 2 cucharadas de mayonesa ceto
- 1 cucharada de condimento criollo ceto
- 2 tazas de quimbombó en rodajas, descongelar si está congelado
- Sal al gusto
- Pimienta al gusto

Instrucciones:

1. Precaliente la mini máquina de waffles.
2. Añada los huevos, la nata, la mayonesa, la sal, la pimienta y el condimento criollo en un bol y bata bien.
3. Añada la harina de almendra. Remueva hasta que esté bien combinada.
4. Incorpore el quimbombó. Deje reposar la masa durante 10 minutos.
5. Espolvoree un poco de mozzarella en el fondo de la gofrera.
6. Vierta ¼ de la masa en la gofrera. Ponga el cronómetro en unos 5 minutos. Cierre la gofrera.

7. Compruebe después de unos 5 minutos. Cocine por más tiempo si lo quiere crujiente.
8. Saque el chaffle cuando esté cocido y apártelo en un plato. Deje reposar un par de minutos.
9. Repita los pasos 5 - 8 y haga los restantes chaffles.
10. Espolvoree un poco de sal por encima y sirva.

Chaffle de brócoli y queso

Porciones: 4 chaffles

Ingredientes:

- 1 taza de queso cheddar rallado
- 2 huevos
- 2 cucharadas de harina de almendra
- ½ taza de brócoli picado
- ½ cucharadita de ajo en polvo
- Sal al gusto

Instrucciones:

1. Precaliente la mini máquina de waffles.
2. Añada los huevos, la sal y el ajo en polvo en un bol y bata bien.
3. Añada la harina de almendra. Remueva hasta que esté bien combinada.
4. Incorpore el brócoli. Deje reposar la masa durante 10 minutos.
5. Vierta ¼ de la masa en la gofrera. Ponga el cronómetro en unos 5 minutos. Cierre la gofrera.
6. Compruebe después de unos 5 minutos. Cocine por más tiempo si lo quiere crujiente.
7. Saque el chaffle cuando esté cocido y apártelo en un plato. Deje reposar un par de minutos.
8. Repita los pasos 5 - 8 y haga los restantes chaffles.
9. Sirva tal cual o con crema agria o aderezo ranchero ceto.

Chaffles de espinacas y ricotta

Porciones: 4 chaffles

Ingredientes:

- 8 onzas de espinacas congeladas, descongeladas y exprimidas del exceso de humedad
- 1 taza de queso mozzarella rallado
- 2 huevos grandes
- ½ taza de queso parmesano rallado
- 2 dientes de ajo o ½ cucharadita de ajo en polvo
- Sal al gusto
- Pimienta al gusto

Instrucciones:

1. Precaliente la mini máquina de waffles.
2. Añada los huevos, la sal, la pimienta y el ajo en polvo en un bol y bata bien.
3. Añada el queso parmesano y el queso mozzarella. Remueva hasta que estén bien combinados.
4. Incorpore las espinacas. Deje reposar la masa durante 10 minutos.
5. Vierta ¼ de la masa en la gofrera. Ponga el cronómetro en unos 5 minutos. Cierre la gofrera.
6. Compruebe después de unos 5 minutos. Cocine por más tiempo si lo quiere crujiente.

7. Saque el chaffle cuando esté cocido y apártelo en un plato. Deje reposar un par de minutos.
8. Repita los pasos 5 - 8 y haga los restantes chaffles.

Chaffle de tocino, huevo y queso

Porciones: 2

Ingredientes:

- 1 huevo
- 1 rebanada de tocino cocido picado
- 6 cucharadas de queso rallado

Instrucciones:

1. Precaliente una gofrera normal.
2. Bata los huevos con un tenedor. Añada el tocino y el queso y bata bien.
3. Vierta la mitad de la masa en la gofrera. Ponga el cronómetro en marcha durante unos 2 ó 3 minutos. Cierre la gofrera.
4. Compruebe después de unos 5 minutos. Cocine por más tiempo si lo quiere crujiente.
5. Saque el chaffle cuando esté cocido y apártelo en un plato. Deje reposar un par de minutos.
6. Repita los pasos 3 - 5 y haga los restantes chaffles.

Chaffle bagel con todo

Porciones: 4 chaffles

Ingredientes:

- 2 tazas de queso mozzarella rallado
- 2 huevos
- 2 cucharadas de harina de almendra
- 2 cucharaditas de polvo de hornear
- Sal al gusto
- 4 cucharaditas de condimento para panecillos
- ½ cucharada de cebolla en polvo
- ½ cucharada de ajo en polvo

Instrucciones:

1. Precaliente la mini máquina de waffles.
2. Añada los huevos, la sal, el condimento para panecillos, la cebolla en polvo y el ajo en polvo en un bol y bata bien.
3. Añada la harina de almendra. Remueva hasta que esté bien combinada.
4. Incorpore el queso mozzarella. Deje reposar la masa durante 10 minutos.
5. Vierta ¼ de la masa en la gofrera. Ponga el cronómetro en unos 5 minutos. Cierre la gofrera.
6. Compruebe después de unos 5 minutos. Cocine por más tiempo si lo quiere crujiente.

7. Saque el chaffle cuando esté cocido y apártelo en un plato. Deje reposar un par de minutos.
8. Repita los pasos 5 - 8 y haga los restantes chaffles.

Chaffle de maíz
Porciones: 6 chaffles

Ingredientes:

- 2 claras de huevo o 2 huevos de lino (2 cucharadas de semillas de lino molidas mezcladas con 6 cucharadas de agua)
- 4 cucharaditas de swerve granulado o cualquier otro edulcorante de su elección
- ½ cucharadita de levadura en polvo
- 4 cucharadas colmadas de queso de mezcla mexicana
- 30 a 40 gotas de aroma de pan de maíz
- 3 cucharadas de mantequilla derretida
- 6 cucharadas de harina de almendra
- 2 yemas de huevo
- 2 cucharadas de jalapeños picados y encurtidos

Instrucciones:

1. Si utiliza huevos de lino, deje la mezcla a un lado durante 15 minutos.
2. Precaliente la mini máquina de waffles.
3. Añada las claras de huevo o los huevos de lino, el swerve, la levadura en polvo, el queso, el aroma de pan de maíz, la mantequilla y las yemas en un bol y bata bien.
4. Añada la harina de almendra. Remueva hasta que esté bien combinada.

5. Incorpore los jalapeños. Deje reposar la masa durante 10 minutos.

6. Espolvoree un poco de queso en el fondo de la gofrera. Vierta 1/6 de la masa en la gofrera. Espolvoree un poco más de queso sobre la masa.

7. Ponga el temporizador durante unos 5 minutos. Cierre la gofrera.

8. Compruebe después de unos 5 minutos. Cocine por más tiempo si lo quiere crujiente.

9. Saque el chaffle cuando esté cocido y apártelo en un plato. Deje reposar un par de minutos.

10. Repita los pasos 6 - 9 y haga los restantes chaffles.

Chaffle Sloppy Joe

Porciones: 4

Ingredientes:

Para el chaffle:

- 1 taza de queso mozzarella finamente rallado
- 2 huevos
- 4 cucharadas de harina de almendra
- ½ cucharadita de levadura en polvo
- 1 cucharadita de polvo de cáscara de psyllium

Para el Sloppy Joe:

- 2 libras de carne molida
- 2 cucharaditas de ajo picado
- 1 cucharadita de sal o al gusto
- 2 cucharadas de chile en polvo
- 1 taza de caldo de carne
- 2 cucharaditas de mostaza en polvo
- 1 cucharadita de pimentón
- 2 cucharaditas de cebolla en polvo
- 6 cucharadas de pasta de tomate
- ½ cucharadita de pimienta o al gusto
- 2 cucharaditas de cacao en polvo

- 2 cucharaditas de aminoácidos de coco
- 2 cucharaditas de swerve brown
- Sal al gusto

Instrucciones:

1. Para hacer los sloppy Joes: Ponga una sartén a fuego medio. Añada la carne, sal y pimienta y cocine hasta que se dore. Remueva simultáneamente mientras se cocina.

2. Añada el ajo, el chile en polvo, el caldo, la mostaza en polvo, el pimentón, la cebolla en polvo, la pasta de tomate, la pimienta, el cacao, el coco, el swerve y la sal. Mezcle bien. Cuando empiece a hervir, baje el fuego y cocine a fuego lento durante unos minutos hasta que espese. Apague el fuego.

3. Precaliente la mini máquina de waffles.

4. Bata los huevos con un tenedor.

5. Añada la harina de almendras, la levadura en polvo y la cáscara de psyllium en polvo en un bol y remueva hasta que estén bien combinados. Añada al bol de los huevos. Bata bien.

6. Incorpore el queso mozzarella.

7. Espolvoree un poco de queso en el fondo de la gofrera. Cierre la gofrera y deje que se cocine durante 30 segundos.

8. Vierta ¼ de la masa en la gofrera. Ponga el temporizador a unos 6 - 8 minutos. Cierre la gofrera.

9. Compruebe después de unos 5 minutos. Cocine hasta que esté crujiente.

10. Saque el chaffle y apártelo en un plato. Déjelo reposar durante un par de minutos.
11. Repita los pasos 7 - 10 y haga los restantes chaffles.
12. Unte los Sloppy Joes por encima y sirva. Las sobras de Sloppy Joes se pueden guardar en un recipiente hermético en la nevera. Se puede utilizar en alguna otra receta como tacos o sobre hojas de lechuga, etc.

Chaffle crujiente de bagel con todo

Porciones: 12 chips

Ingredientes:

- 2 cucharaditas de sazonador de bagels con todo
- 6 cucharadas de queso parmesano rallado

Instrucciones:

1. Enchufe la gofrera y deje que se precaliente.
2. Espolvoree 2 cucharadas de queso parmesano en la gofrera. Cierre la tapa y programe el temporizador para 3 minutos. Destape y compruebe después de 3 minutos. Cocine durante más tiempo si no está crujiente.
3. Saque de la gofrera y reserve en un plato. Deje reposar unos minutos para que se enfríe.
4. Repita los pasos 2 - 3 y haga los chaffles restantes.
5. Deje enfriar completamente y sirva.

Chaffle relleno

Porciones: 8

Ingredientes:

Para el chaffle:

- 4 huevos
- 1 taza de queso mozzarella rallado
- ½ cucharadita de sal o al gusto
- 1 cucharadita de condimento seco para aves de corral
- 1 cucharadita de cebolla en polvo
- ½ cucharadita de ajo en polvo
- ½ cucharadita de pimienta

Para el relleno:

- 2 cebollas pequeñas, cortadas en dados
- 8 onzas de champiñones, cortados en dados
- 6 huevos batidos
- 4 tallos de apio
- 8 cucharadas de mantequilla

Instrucciones:

1. Precaliente la mini máquina de waffles.

2. Añada los huevos, la sal, la pimienta, el condimento para aves, la cebolla en polvo y el ajo en polvo en un bol y bata bien.

3. Añada la harina de almendra. Remueva hasta que esté bien combinada.

4. Incorpore el queso mozzarella. Deje reposar la masa durante 10 minutos.

5. Vierta 1/8 de la masa en la gofrera. Ponga el cronómetro en unos 5 minutos. Cierre la gofrera.

6. Compruebe después de unos 5 minutos. Cocine por más tiempo si lo quiere crujiente.

7. Saque el chaffle cuando esté cocido y reserve en un plato.

8. Repita los pasos 5 - 8 y haga los restantes chaffles. Pique o rompa los gofres y añádalos a un bol.

9. Para hacer el relleno: Ponga una sartén antiadherente a fuego medio. Añada la mantequilla. Cuando la mantequilla se derrita, añada las cebollas y el apio y saltee durante un par de minutos.

10. Añada los champiñones y cocine hasta que estén tiernos.

11. Apague el fuego y transfiera al bol de los chaffles. Vierta los huevos y mezcle hasta que estén bien incorporados. Pase a una cazuela.

12. Hornee en un horno precalentado a 375 °F durante unos 25-30 minutos.

13. Saque del horno y enfríe unos minutos antes de servir.

Chaffle de bolas de salchicha ceto

Porciones: 8

Ingredientes:

- 2 tazas de queso cheddar rallado
- 2 huevos grandes
- ½ taza de queso parmesano rallado
- 2 tazas de harina de almendra
- 4 cucharaditas de levadura en polvo
- 2 libras de salchicha italiana a granel Para servir: Utilice cualquier (opcional)
- Nata agria
- Salsa marinara sin gluten
- Aderezo ranchero para celíacos
- Jarabe de arce sin azúcar

Instrucciones:

1. Precaliente la mini máquina de waffles.
2. Bata los huevos con un tenedor. Añada el queso cheddar, el queso parmesano, la levadura en polvo, la salchicha italiana y la harina de almendras. Mezcle bien con las manos.
3. Vierta 3 cucharadas de la masa en la gofrera. Ponga el temporizador a 3-4 minutos. Cierre la gofrera.

4. De la vuelta y cocine durante 2 minutos. Saque el chaffle y apártelo en un plato. Déjelo reposar un par de minutos.

5. Repita los pasos 3 - 4 y haga los restantes chaffles.

Chaffle de biscuit de cheddar y tocino

Porciones: 10 – 12

Ingredientes:

- ½ taza de fibra de avena
- 1 taza de harina de almendra
- 2 huevos batidos
- 6 tiras de tocino, cocidas, desmenuzadas
- ½ taza de crema agria
- 3 cucharadas de mantequilla derretida
- 1 taza de queso gouda ahumado, rallado
- 1 taza de queso cheddar afilado rallado
- 1 cucharadita de sal de ajo
- 1 cucharada de perejil seco
- 1 cucharadita de cebolla en polvo
- ½ cucharadita de bicarbonato de sodio
- 1 cucharada de levadura en polvo
- 2 cucharadas de grasa de tocino, derretida
- ½ cucharadita de confitería Swerve

Instrucciones:

1. Precaliente la mini máquina de waffles.

2. Añada los huevos, la crema agria, la grasa de tocino, la mantequilla, el perejil, el tocino y los dos quesos en un bol y bata bien.

3. Añada la harina de almendras, la fibra de avena, la levadura en polvo, el bicarbonato, el swerve, la sal de ajo y la cebolla en polvo en un bol y remueva hasta que estén bien combinados. Añada al bol de la mezcla de huevos. Bata bien.

4. Pase al bol de los ingredientes húmedos y bata hasta que estén bien combinados.

5. Vierta unas 3 cucharadas de la masa en la gofrera. Ponga el cronómetro en unos 5 ó 6 minutos. Cierre la gofrera.

6. Compruebe después de unos 5 minutos. Cocine más tiempo si es necesario.

7. Saque el chaffle y reservelo en un plato.

8. Repita los pasos 5 - 7 y haga los restantes chaffles.

Chaffle salados con jamón y jalapeños

Porciones: 2 chaffles

Ingredientes:

- 1 onza de queso cheddar fuerte, rallado finamente
- 1 huevo grande
- ½ cebolleta, picada finamente
- 1 chile jalapeño o utilice menos si no le gusta el picante, sin semillas, rallado finamente
- 1 onza de filete de jamón, picado finamente
- 1 cucharadita de harina de coco

Instrucciones:

1. Añada el huevo en un bol y bátalo bien. Agrega el queso, el cebollín, el jalapeño y el filete de jamón.
2. Precaliente la mini máquina de waffles.
3. Vierta ¼ de la masa en la gofrera. Ponga el temporizador a unos 6 - 8 minutos. Cierre la gofrera.
4. Compruebe después de unos 5 minutos. Cocine hasta que esté crujiente.
5. Saque el chaffle y apártelo en un plato. Déjelo reposar durante un par de minutos.
6. Repita los pasos 3 - 5 y haga los restantes chaffles.

Chaffle sencillo con salsa de salchicha ceto

Porciones: 4 porciones

Ingredientes:

Para el chaffle:

- 2 huevos
- 2 cucharaditas de harina de coco
- ½ cucharadita de levadura en polvo
- 1 taza de queso mozzarella rallado
- 2 cucharaditas de agua
- 1/8 cucharadita de sal

Para la salsa de salchicha ceto:

- ½ libra de salchicha de desayuno
- 4 cucharadas de nata para montar
- ½ cucharadita de ajo en polvo
- ½ cucharadita de cebolla en polvo (opcional)
- 6 cucharadas de caldo de pollo
- 4 cucharaditas de queso crema, ablandado
- Pimienta al gusto
- Sal al gusto

Instrucciones:

1. Para los gofres: Precaliente la mini máquina de gofres.

2. Añada los huevos en un bol y bata bien. Añada la harina de coco, la levadura en polvo, el queso mozzarella, el agua y la sal y bata bien. Deje reposar la masa durante 2 minutos.

3. Vierta ¼ de la masa en la gofrera. Ponga el temporizador a unos 6 - 8 minutos. Cierre la gofrera.

4. Compruebe después de unos 5 minutos. Cocine hasta que esté crujiente.

5. Saque el chaffle y resérvelo en un plato.

6. Repita los pasos 3 - 5 y haga los restantes chaffles.

7. Para hacer la salsa de salchicha de ceto: Ponga una sartén a fuego medio. Añada la salchicha y cocínela hasta que se dore. Utilice ½ taza de la salchicha para hacer la salsa. Guarde el resto en la nevera (después de enfriarlo) en un recipiente hermético. Se puede utilizar en alguna otra receta.

8. Escurra la grasa de la sartén. Añada la salchicha, la nata, el ajo en polvo, la cebolla en polvo si la usa, el caldo de pollo, el queso crema, la sal y la pimienta y mezcle bien. Ponga la sartén a fuego medio. Remueva constantemente hasta que empiece a hervir.

9. Baje el fuego y cocine a fuego lento sin tapar hasta que espese.

10. Coloque los gofres en platos individuales. Reparta la salsa sobre los gofres y sirva.

Chaffle japonés de desayuno
Porciones: 4 chaffles

Ingredientes:

- 1 taza de queso mozzarella finamente rallado
- 2 huevos grandes
- 2 cucharadas de mayonesa Kewpie o mayonesa normal apta + extra para servir
- 1 rebanada de tocino, picada
- 2 cebollas verdes, cortadas en rodajas

Instrucciones:

1. Precaliente la mini máquina de waffles.
2. Bata los huevos con un tenedor. Añada la mayonesa y remueva bien.
3. Añada la mitad de las cebollas verdes y el tocino en el bol del huevo y remueva bien.
4. Vierta ¼ de la masa en la gofrera. Ponga el temporizador a 2 ó 3 minutos. Espolvoree ¼ de taza de queso. Cierre la gofrera.
5. Saque el chaffle y apártelo en un plato. Déjelo reposar durante un par de minutos.
6. Repita los pasos 3 - 4 y haga los restantes chaffles.
7. Adorne con el resto de la cebolla verde y sirva un poco más de mayonesa kewpie.

Chaffle cajún de aguacate y camarones

Porciones: 2 sándwiches

Ingredientes:

Para el chaffle:

- 1 taza de queso mozzarella semidesnatado rallado
- 2 huevos grandes
- ½ cucharadita de condimento cajún

Para rellenar:

- ½ libra de gambas crudas, peladas y desvenadas
- 2 rebanadas de tocino cocido
- 2 cucharadas de cebolla roja cortada en rodajas finas
- ½ cucharadita de condimento cajún
- ½ cucharada de grasa de tocino
- 1 aguacate mediano, pelado, sin hueso, en rodajas
- 4 cucharadas de queso crema, ablandado
- 1 cebolleta picada
- 1 cucharada de trocitos de tocino

Instrucciones:

1. Precaliente la mini máquina de waffles.
2. Bata los huevos y el condimento cajún con un tenedor. Incorpore la mozzarella.
3. Vierta ¼ de la masa en la gofrera. Ponga el temporizador en 2 ó 3 minutos. Cierre la gofrera.

4. Saque el chaffle y apártelo en un plato. Déjelo reposar durante un par de minutos.
5. Repita los pasos 3 - 4 y haga los restantes chaffles.
6. Para hacer el relleno: Añada los camarones, la sal, la pimienta y el condimento cajún en un bol. Mezcle bien.
7. Ponga una sartén a fuego medio. Añada la grasa de tocino. Agregue la mezcla de camarones y cocine hasta que los camarones se vuelvan rosados. Apague el fuego.
8. Para hacer la crema de queso para untar: Añada el queso crema, las cebolletas y los trocitos de tocino en un bol y bata bien.
9. Para el montaje: Unte una cucharada del queso crema en cada uno de los chaffles. Coloque 2 chaffles en una fuente de servir. Divida el relleno y colóquelo sobre los chaffles. Cubra con los 2 chaffles restantes y sirva.

Omelet chaffle de salchicha ceto

Porciones: 2 chaffles

Ingredientes:

- 1 huevo
- ½ cucharadita de cebolla picada
- 2 cucharadas de queso rallado de su elección
- 2 mini salchichas
- ½ cucharadita de tomates picados
- ½ cucharadita de pimiento verde picado
- Sal al gusto
- Pimienta al gusto

Instrucciones:

1. Bata los huevos, la sal y la pimienta en un bol. Añada el tomate, la cebolla y el pimiento y remueva.
2. Incorpore el queso mozzarella.
3. Vierta la mitad de la masa en la gofrera. Ponga el temporizador en 2 ó 3 minutos. Cierre la gofrera.
4. Saque el chaffle y apártelo en un plato. Déjelo reposar durante un par de minutos.
5. Repita los pasos 3 - 4 y haga los restantes chaffles.
6. Coloque las mini salchichas sobre 2 de los chaffles. Cubra con los 2 chaffles restantes y sirva.

Sándwich chaflle de salchicha y huevo

Porciones: 2 sándwiches

Ingredientes:

Para el chaffle:

- 2 huevos
- 2 cucharadas de harina de almendra
- 1 taza de queso mozzarella o Monterey Jack
- 4 cucharadas de mantequilla

Para rellenar:

- Huevos, cocinados según su preferencia (fritos o en tortilla o revueltos)
- 2 mini hamburguesas de salchicha
- 2 rebanadas de queso
- 4 cucharadas de mayonesa de tipo ceto

Instrucciones:

1. Precaliente la mini máquina de waffles.
2. Vierta ¼ de la masa en la gofrera. Ponga el temporizador en 3 ó 4 minutos. Cierre la gofrera.
3. Saque el chaffle y resérvelo en un plato.
4. Repita los pasos 2 - 3 y haga los restantes chaffles.

5. Ponga una sartén a fuego medio. Añada 2 cucharadas de mantequilla. Cuando la mantequilla se derrita, coloque 2 chaffles y hasta que estén crujientes. Presione ligeramente mientras se cocinan. Voltee y cocine el otro lado hasta que estén crujientes.

6. Retire en un plato. Deje reposar un par de minutos antes de servir.

7. Unte una cucharada de mayonesa en cada chaffle. Coloque una hamburguesa de salchicha y una rebanada de queso sobre cada uno. Cubra con el resto de los chaffles y sirva.

Capítulo 5: Recetas de chaffles de pizza

Chaffle de pizza ceto #1

Porciones: 4 chaffles

Ingredientes:

- 2 huevos
- ¼ de cucharadita de condimento italiano o al gusto
- 1 taza de queso mozzarella rallado

Para la cubierta:

- Rodajas de pepperoni
- Queso mozzarella rallado
- 2 - 3 cucharadas de salsa de pizza ceto

Instrucciones:

1. Para los gofres: Precaliente la mini máquina de gofres.
2. Añada los huevos en un bol y bátalos bien. Añada el condimento italiano y bata bien.
3. Añada el queso mozzarella y bata bien. Deje reposar la masa durante 2 minutos.
4. Vierta ¼ de la masa en la gofrera. Ponga el temporizador a unos 6 - 8 minutos. Cierre la gofrera.

5. Compruebe después de unos 5 minutos. Cocine hasta que esté crujiente.

6. Saque el chaffle y reserve en un plato.

7. Repita los pasos 4 - 6 y haga los restantes chaffles.

8. Unte la salsa de pizza sobre los chaffles. Espolvoree el queso. Coloque rodajas de pepperoni.

9. Coloque en el microondas y cocine a máxima potencia durante 20 segundos.

Chaffle de pizza ceto #2

Porciones: 4 chaffles

Ingredientes:

- 2 huevos
- ½ cucharadita de albahaca seca o al gusto
- 1 taza de queso mozzarella rallado
- 1 cucharadita de polvo de hornear
- ½ cucharadita de ajo en polvo
- 2 cucharadas de harina de almendra

Para la cubierta:

- 4 cucharadas de queso mozzarella rallado
- 4 cucharadas de salsa para pasta o salsa para pizza de tipo ceto

Instrucciones:

1. Para los gofres: Precaliente la mini máquina de gofres.
2. Añada los huevos en un bol y bata bien. Añada la albahaca seca, la harina de almendras, la levadura en polvo y el ajo en polvo y bata bien.
3. Añada el queso mozzarella y bata bien. Deje reposar la masa durante 2 minutos.
4. Vierta ¼ de la masa en la gofrera. Ponga el temporizador a unos 6 - 8 minutos. Cierre la gofrera.

5. Compruebe después de unos 5 minutos. Cocine hasta que esté crujiente.

6. Saque el chaffle y reserve en un plato.

7. Repita los pasos 4 - 6 y haga los restantes chaffles.

8. Extienda una cucharada de salsa para pasta sobre cada uno de los chaffles. Espolvoree una cucharada de queso sobre cada uno.

9. Hornee en un horno precalentado a 375°F durante unos 5 minutos o hasta que el queso se derrita y se dore en algunos puntos.

Chaffle de pizza ceto #3

Porciones: 4 chaffles

Ingredientes:

- 2 claras de huevo
- ½ cucharadita de condimento de albahaca
- 1 taza de queso mozzarella rallado
- ½ cucharadita de levadura en polvo
- ¼ de cucharadita de ajo en polvo
- 2 cucharaditas de harina de coco
- 2 cucharaditas de queso crema, ablandado
- ¼ de cucharadita de condimento italiano
- Sal al gusto

Para la cobertura:

1. 6 cucharaditas de salsa marinara de ceto
2. 12 pepperonis, cortados por la mitad
3. ½ cucharadita de condimento de albahaca
4. 1 taza de queso mozzarella rallado
5. 2 cucharadas de queso parmesano rallado

Instrucciones:

1. Para los gofres: Precaliente la mini máquina de gofres.

2. Añada las claras de huevo, el condimento de albahaca, el condimento italiano, la harina de coco, la levadura en polvo, el queso crema, el queso mozzarella, la sal y el ajo en polvo en un bol y bátalo bien. Deje reposar la masa durante 2 minutos.

3. Vierta ¼ de la masa en la gofrera. Ponga el temporizador a unos 6 - 8 minutos. Cierre la gofrera.

4. Compruebe después de unos 5 minutos. Cocine hasta que esté crujiente.

5. Saque el chaffle y reserve en un plato.

6. Repita los pasos 3 - 5 y haga los restantes chaffles.

7. Unte 1½ cucharadas de salsa marinara sobre cada uno de los chaffles. Espolvoree el queso parmesano y el queso mozzarella sobre cada uno de ellos. Divida las mitades de pepperoni entre los chaffles y colóquelas encima.

8. Hornee en un horno precalentado a 375°F durante unos 5 minutos o hasta que el queso se derrita.

9. Ponga el horno en modo asar y ase durante un par de minutos. Adorne con el condimento de albahaca y sirva.

Chaffle de pizza ceto #4

Porciones: 1 chaffle

Ingredientes:

- 1 huevo grande
- ½ cucharadita de levadura en polvo
- ¼ de cucharadita de ajo en polvo
- ½ cucharadita de condimento de albahaca
- ¼ de taza de queso mozzarella rallado
- ¼ de taza de queso cheddar rallado
- 2 cucharadas de harina de almendra blanqueada
- ¼ de cucharadita de condimento italiano
- Sal al gusto

Para la cobertura:

- 4 cucharaditas de salsa marinara de ceto
- 4 mini pepperonis
- ¼ de taza de queso mozzarella rallado
- 4 cucharadas de queso parmesano rallado
- ½ cucharadita de albahaca fresca picada
- 3 tomates cherry, cortados por la mitad
- ¼ de pimiento, cortado en dados
- 1 champiñón, cortado en rodajas

Instrucciones:

1. Para los gofres: Precaliente la gofrera normal.

2. Añada el huevo, el condimento italiano, la harina de almendras, la levadura en polvo y el ajo en polvo en un bol y bátalo bien.

3. Añada el queso mozzarella y el queso cheddar y remueva. Deje reposar la masa durante 2 minutos.

4. Coloque la masa en la gofrera con una cuchara. Ponga el temporizador a unos 6 - 8 minutos. Cierre la gofrera.

5. De la vuelta después de 6 minutos. Cocine hasta que esté crujiente.

6. Saque el chaffle y reserve en un plato.

7. Unte la salsa marinara sobre los chaffles. Espolvoree el queso parmesano y el queso mozzarella sobre cada uno. Coloque mini rebanadas de pepperoni encima. Esparza los tomates cherry, el pimiento y los champiñones por encima.

8. Hornee en un horno precalentado a 375°F durante unos 5 minutos o hasta que el queso se derrita.

9. Ponga el horno en modo asar y ase durante un par de minutos.

Conclusión:

Ahora que llegamos al final, me gustaría agradecerle la compra de este libro. Espero que le resulte útil.

Ahora puede preparar unos deliciosos waffles ceto o chaffles siempre que quiera. Son tan buenos, si no mejores, que los gofres tradicionales, pero le ayudarán a seguir una dieta cetogénica saludable. Así que deje de esperar y empiece a probar las deliciosas recetas del libro. Le encantarán estas recetas para el desayuno, y también a quien se las prepare.

¿A qué espera? ¡Pongámonos en marcha!

www.ingramcontent.com/pod-product-compliance
Lightning Source LLC
Chambersburg PA
CBHW051856090426

42811CB00003B/346